Ralph Geisenhanslüke \ Schieflage

Ralph Geisenhanslüke

Schieflage

Mit einer verrückten Bandscheibe durch unser Gesundheitssystem

Kösel

MIX
Papier aus verantwortungsvollen Quellen
FSC® C014496
FSC
www.fsc.org

Verlagsgruppe Random House FSC® N001967
Das für dieses Buch verwendete FSC®-zertifizierte Papier
Munken Premium Cream liefert Arctic Paper Munkedals AB, Schweden.

Umschlag: Weiss Werkstatt, München
Umschlagmotiv: Shutterstock
Lektorat: Silke Uhlemann, München
Druck und Bindung: GGP Media GmbH, Pößneck
Printed in Germany
ISBN 978-3-466-30979-5

www.koesel.de

Inhalt

Einleitung

Am oberen und unteren Ende der Wirbelsäule

In jedem Augenblick, egal ob Tag oder Nacht, hat mehr als ein Drittel der Deutschen Rückenschmerzen.

Der Autor war einer von ihnen. Ein Bandscheibenvorfall riss ihn nieder und zog ihn für ein Dreivierteljahr aus dem Verkehr, obwohl er zu diesem Zeitpunkt körperlich fit schien. »Ab in die Mitte mit dir«, sagte damals ein Freund. Er meinte: »Dein Leben ist aus der Balance.«

Rückenschmerzen sind heute so alltäglich wie Schnupfen; selbst James Bond zwickt es mittlerweile im Kreuz. Sie sind, nach Erkältungen, der zweithäufigste Grund, zum Arzt zu gehen. 70 Prozent der Deutschen werden im Laufe dieses Jahres darüber klagen. Statistisch sind die Deutschen Rückenschmerzweltmeister. Der volkswirtschaftliche Schaden wird astronomisch beziffert, je nach Quelle zwischen 30 und 50 Milliarden Euro pro Jahr.

Zahlen. Sie schwanken, je nach Quelle. Sie übersteigen allesamt das normale Vorstellungsvermögen. Und: Sie geben nicht wieder, wie der Einzelne sich fühlt. Statistiken verstellen den Blick darauf, dass ein Mensch kein Fall ist, dass jeder seine eigene Geschichte hat. Und dass sein Leiden das Ergebnis seines Lebensstils ist.

Nur ein kleiner Teil der ärztlich festgestellten Beschwerden hat einen klaren morphologischen Befund. Und selbst dabei ist oftmals nicht klar, ob dieser tatsächlich Auslöser ist. Orthopäden geben unumwunden zu, dass sie größtenteils Befindlichkeitsstörungen behandeln. Dennoch werden fast alle Patienten rein schulmedizinisch behandelt. Weil sie selbst es so wollen. Und weil die Kasse es zahlt.

Auch der Buchmarkt spiegelt diese Ratlosigkeit. Von den Tausenden lieferbarer Titel zum Thema sind die meisten Ratgeber. Welche Übungen helfen. Welche Büromöbel man kaufen sollte. Fotos zeigen Menschen auf bunten Bällen. Ein Heer von Orthopäden, Neurologen, Radiologen, Heilpraktikern, Akupunkteuren, Homöopathen, Masseuren steht hilfreich bereit. Wer spricht vom Gehirn, das auf jeder Wirbelsäule sitzt?

Auch ohne Küchenpsychologie und volkstümliche Redewendungen weiß beinah jeder, dass Rückenschmerzen Stellvertreter sein können. Für Überlastung, Existenzangst, Beziehungsleid, unterdrückte Wut. Der ökonomische Druck, die allgemeine Beschleunigung des Lebens, die Selbstausbeutung haben zugenommen. Unser Rücken ist ein komplexes System, eine Klaviatur der Seele. Und ein Wunderwerk der Natur. Ein kraftvoller, äußerst belastbarer Teil unseres Körpers. 143 Muskeln, 224 Bänder, 24 freie Wirbel, Kreuz- und Steißbein, 23 Bandscheiben. Gibt nur eine davon nach, ist das ganze Instrument verstimmt.

Knapp 90 Prozent erwischt es am unteren Rücken, knapp zehn Prozent an der Halswirbelsäule, nur ein Prozent erleidet einen Vorfall im Bereich der Brustwirbelsäule. In Studien unter »normalen« Menschen ohne Beschwerden wurde festgestellt, dass viele einen Vorfall haben, ohne es zu bemerken.

Die Wahrscheinlichkeit, auf dem OP-Tisch zu landen, ist in Deutschland dreimal höher als beispielsweise in Frankreich. Und innerhalb des Landes ist sie abhängig von der

»Versorgungsdichte«. Also: Wie viele Kliniken es in der Gegend gibt. Denn Kliniken leben nicht von Spenden. Das Einkommen von Chefärzten ist an Boni gekoppelt. Und damit an OP-Zahlen. Die haben sich laut AOK-Krankenhausreport zwischen 2005 und 2010 verdoppelt. Das Privileg der Chefarztbehandlung, wie es von Krankenversicherungen angeboten wird, ist zu einem Risiko geworden.

Kritiker sprechen von einem »Überredungssystem« oder gar von »organisierter Körperverletzung«. Bekanntermaßen kommen bei fast der Hälfte der Operierten die Schmerzen zurück. Laut einer Studie der Universität Heidelberg würde sich nicht einmal ein Fünftel der deutschen Orthopäden selbst an der Wirbelsäule operieren lassen.

Der moderne Mensch steht unter Strom. Auf allen Ebenen und Informationskanälen soll er 150-prozentig funktionieren. Steile Karriere, kein Gramm Fett zu viel, »Rama«-Familie, Top-Beziehung. Super Sex. Mindestens.

Altern dürfen wir dabei auch nicht. Dauernd sehen wir Photoshop- oder Botoxmenschen, denen dies alles gelingt. Krankheit kann und will man sich nicht leisten. Schnelle Lösungen sind gefragt. Wer zum Arzt geht, will etwas gemacht haben. Sich selbst bewegen wollen nur wenige.

Der Autor ist weder Arzt noch Psychologe. Er kann Rückenschmerzen auch nicht weg-coachen. Er war früher einmal Mitglied im Club der Gebeugten, ist dann aber ausgetreten. Er war fest entschlossen, nicht zu den rund 400.000 Menschen zu gehören, die in Deutschland jedes Jahr am Rücken operiert werden.

Nach mehreren Arztwechseln kam er in die Praxis eines alten, erfahrenen Orthopäden. Der hatte ein verblüffend einfaches Rezept. Dieser Rat und ein See haben ihn gerettet. Geholfen hat er sich selbst. Zunächst ging er einen Sommer lang täglich schwimmen. Dann machte er sich auf die Suche nach dem aufrechten Gang und fand den Weg zu innerer Haltung in Zeiten allgegenwärtiger Überforderung, den Zugang zu ungeahnten Kraftquellen, zu positiver Selbstwahrnehmung und Gelassenheit.

Hier erzählt er seine Geschichte und die der Menschen, die ihm geholfen haben, wieder auf die Beine zu kommen. Ein Streifzug durch das Wunderland der Heilversprechen. Und durch die Fallen, die sich jeder selbst stellt.

1. KAPITEL

Die Macht der Bilder

Was eine Aufnahme sagen kann – und was nicht

Vor einiger Zeit fiel mir beim Entrümpeln der große braune Umschlag in die Hände. Er hatte auf einem Schrank gelegen unter anderen überformatigen Kuverts, in denen ich die Momentaufnahmen meiner Patientenbiografie aufbewahrte. Zuunterst, Staub an den Rändern, die Aufnahmen meines Bandscheibenvorfalls. Ich zog den dicken, schwarzen Polyesterbogen heraus: Bilder meiner Wirbelsäule. Bilder aus einem anderen Leben. Ich hatte sie längst vergessen.

Erinnerungen kamen wieder hoch: Wie ich mich damals mit zusammengebissenen Zähnen in die Praxis des Orthopäden geschleppt hatte. Es war Winter, auf den Gehwegen lag grauer Schneematsch. Aus dem Telefonbuch hatte ich die nächstgelegene Praxis herausgesucht, normalerweise zehn Minuten Fußweg. Ich kam eine halbe Stunde zu spät. Allein beim Zubinden der Schuhe traten mir die ersten Schweißtropfen auf die Stirn. Unterwegs stützte ich mich an Hauswänden ab. Etwas Bewegung tut bestimmt gut, hatte ich gedacht. Andere Arten der Fortbewegung lagen ohnehin außerhalb meiner Möglichkeiten. Bei der Vorstellung, ein Auto rückwärts einzuparken, bekam ich Angstschübe.

Seit einigen Tagen hatte der Rückenschmerz die Herrschaft über mein Leben an sich gerissen. Zunächst hatte ich mit Schmerztabletten dagegengehalten und war weiter ins

Büro gegangen. Doch wurde sein Griff immer grimmiger. Dann kam der Morgen, als ich aufwachte und mein linkes Bein kaum mehr bewegen konnte, ohne dass stechende Schmerzen wie Stromstöße hineinschossen.

Jetzt stützte ich mich keuchend an der Rezeption der überfüllten Arztpraxis auf. Die Sprechstundenhilfen, an Schmerzpatienten gewöhnt, reagierten mitfühlend und ließen mich nur eine knappe Stunde warten. Während ich vor abgegriffenen Lesezirkeln saß, unter Ächzenden und Gramgebeugten, umweht vom Geruch nach Desinfektionsmitteln, erwachte eine Beklemmung in mir. Bis dahin war mir mein Körper unverwundbar erschienen, noch nie hatte er mich im Stich gelassen. Mehr noch: Er fühlte sich in schmerzfreiem Zustand richtig gut an. Ich sprang mühelos Treppen herauf. Jetzt aber, sagte mein Gefühl, war es ernst. So eingeschränkt und hilflos war ich nie zuvor gewesen.

Der Orthopäde kam mit wehendem Kittel herein, wies mir die Liege, hob mein linkes Bein und hatte das Thema schnell eingekreist. Sitzende Tätigkeit und Stress, aha. Als er erfuhr, dass dieses Sitzen in der Feuilletonredaktion einer Tageszeitung stattfand, schweifte er ab von der Analyse, sein Ton wurde respektvoller, er sprach von der Heiner-Müller-Inszenierung, der er kürzlich beigewohnt hatte. Dann schrieb er eine Überweisung zum Radiologen. Schönen Gruß an den Kollegen, dringender Fall, bitte mit den Bildern gleich wiederkommen.

Ich musste nicht weit gehen. Es handelte sich um ein komplett ausgestattetes Knochenhaus, eine Praxisgemeinschaft, von der Diagnose bis zur Therapie alles unter einem Dach.

Als ich auf der nächsten Liege lag und der Ring des Computertomografen um mich herum surrte, ahnte ich nicht, dass die 18 Bilder, welche die rotierende Röntgenröhre von meinem Lendenwirbelbereich aufnahm, mein Leben verändern würden. Dass ich mehr als ein halbes Jahr flachliegen, dass ich aus eigener Kraft wieder aufstehen und danach mein Leben umkrempeln würde.

Ich hielt still. Meine gesamte Hirntätigkeit konzentrierte sich auf einen Wunsch: dass die Schmerzen aufhören sollten.

»Das ist ein Vorfall«, sagte der Orthopäde mit sorgengefurchter Stirn, die Bilder an der Leuchttafel. Er sagte leise: »Scheiße.«

Das sagte er wirklich. Ich erinnere mich, dass es mich trotz der Schmerzen irritierte. Ruinierte ich ihm jetzt das Budget für dieses Quartal oder war er persönlich so betroffen von meinem Schicksal?

Schon immer hatte ich bewundert, wie ein geschulter Blick diese schwarz-weiß-grau verschwimmenden Bilderwolken interpretieren konnte. Traditionelle Chinesische Mediziner tasten drei unterschiedliche Pulsarten und stellen erstaunlich präzise Diagnosen. Osteopathen sehen mit den Fingern. Es gibt Sportärzte, die behaupten, schon an der Art, wie jemand stürzt, zu erkennen, wie und was er sich dabei verletzt.

In den müdigkeitsumflorten Augen des Orthopäden schimmerte der matte Glanz von 30 Jahren Praxis. Er war der erste, der meine Wirbelsäule ansah, deshalb nenne ich ihn Orthopäde I.

Wie viele solcher Bilder mochte er schon gesehen haben. Ob er sich noch fragte, was im Leben seines Gegenübers gerade vorging? Oder ob er damit schon aufgehört hatte, bevor die Krankenkassen begannen, das Gespräch mit dem Patienten so schlecht zu bezahlen, dass selbst ein Taxifahrer besser dasteht? Jedenfalls hielt er sich an belegbare Tatsachen, an die Bilder.

Einige meiner Aufnahmen zeigten einen Schatten, der sich nach vorn links wölbte. Dieser Schatten, lernte ich danach sehr schnell, war die Bandscheibe zwischen meinem fünften Lendenwirbel und dem ersten Sakralwirbel. Sie hatte ihre Form verändert und drückte auf den Ischiasnerv. Sie hatte aus einem aufrechten Menschen ein Bündel Schmerz gemacht.

Zu jener Zeit wurde das Wort »Bandscheibenvorfall« noch raunend ausgesprochen. Es klang nach Berufsunfähigkeit und Frühverrentung. Etwas, das eigentlich nur Menschen widerfuhr, die entweder auf dem Bau arbeiteten oder in ungelüfteten Behördenzimmern Zwiesprache mit ihrem Gummibaum hielten. Das Wort versetzte mir einen dumpfen Schlag. Diese Gebilde dort an der Leuchttafel, gehörten sie wirklich zu meinem Körper? Sollte auch ich, der ich mich bislang für kerngesund gehalten hatte, bald dieser Schattenarmee angehören, die vormittags in den Wartezimmern siecht? Von einem Augenblick zum anderen sah ich mich am Ende meiner beruflichen Laufbahn, auf dem Weg ins soziale Abseits, einsam und verbittert kämpfend in den Fallstricken der Sozialversicherungsgesetze, wenn nicht gar inkontinent im Rollstuhl. Das lösten diese 18 Bilder aus.

Orthopäde I schien diesen Moment zu kennen. Er sprach von den vielen Fortbildungen, den Profisportlern unter seinen Patienten. »Das kriegen wir hin«, sagte er, als er den Handschuh überstreifte. Er trug jetzt eine Bleischürze, dann setzte er eine Art Kopfschutz auf. Er sah aus, als würde er an einem Hochofen arbeiten.

Ich lag auf einem OP-Tisch, in Bauchlage. Der Orthopäde blickte abwechselnd auf einen Monitor und meinen entblößten Rücken. Er sprach jetzt nicht mehr von Heiner Müller. Ich sah zu, wie eine beängstigend große Nadel in mich ein- und langsam bis zur Wirbelsäule vordrang. Ich spürte keinerlei Druck, als er den Inhalt der Kanüle direkt an die Nervenwurzel spritzte. Schmerzmittel, Antibiotika, Vitamine, ich weiß es nicht mehr. Obwohl der Schmerz erst einmal nachließ, kam ich mir danach sehr krank vor.

Ich glaube immer noch, dass Orthopäde I es gut mit mir meinte. Leicht ist man versucht, nach einiger Zeit die Schuld beim Arzt zu suchen, wenn nicht sofort alles wieder gut wird. Oder ihm zu unterstellen, er wolle sich mit aufwändigen Behandlungen bereichern. Orthopäde I schleuste mich, den Kassenpatienten, sogar nach einer Weile durch den eleganteren Privatbereich der Praxis, um mir lange Wartezeiten zu ersparen.

Rückenschmerzen sind ansteckend. Der häufigste Übertragungsweg sind Bilder und Worte. Ich besorgte mir Bücher. Ich las, welch ungeheuren Belastungen die Wirbelsäule im Alltag ausgesetzt sei. Von irreversiblen Schäden, möglichen Lähmungen und dem Fluch des aufrechten Gangs, mit dem die Evolution uns geschlagen habe. Es gab Zeichnungen von Hausfrauen, die richtig und falsch bügelten, und Handwerkern, die hoben. Es gab richtige und falsche Haltungen beim Aufstehen, Teekochen, Zähneputzen. Ich las alles über Verschleiß, Verspannungen, Verhaltenstherapie, das ganze Regal.

In kürzester Zeit dachte ich, annähernd alles zu wissen. Und traute mich kaum noch vor die Tür. Bei jedem Schritt hatte ich meine CT-Bilder im Kopf und fragte mich, wie ich mich vorschriftsmäßig bewegen sollte. Ich dachte: Wenn die Bandscheibe sich weiter verschiebt, wird es noch schlimmer. Dann wird das taube Gefühl im Fuß gar nicht mehr weggehen. Nie wieder. In kürzester Zeit war mein Leben mit Verbotsschildern vollgestellt.

Orthopäde I sprach davon, mich möglichst bald wieder zu »mobilisieren«. Das klang nach Hoffnung. Doch verfehlten die krankengymnastischen Exerzitien, durchgeführt in einer anderen Abteilung des Knochenhauses, ihre Wirkung. Sie machten es – zwei Monate waren vergangen – sogar noch schlimmer. Auch durch meine Mitschuld.

Die Praxis bestand aus kleinen Kabinen, durch Vorhänge voneinander getrennt. 20 Minuten Gymnastik auf Rezept oder wahlweise Fango, das durfte ich mir aussuchen. Der Therapeut, ein drahtiger, von Ausdauersport gezeichneter Mittvierziger, nannte mich schlicht den »Vorfall«. Zu Beginn der Behandlung hatte ich ihm noch eine saubere Krähe vorgeführt, eine Yoga-Übung, bei der man das gesamte Körpergewicht auf den Händen balanciert. Sieht akrobatisch aus, ist aber für den unteren Rücken unkritisch. Vielleicht hatten der Therapeut und ich mich daraufhin überschätzt. Ehrgeizig rollte ich auch zu Hause meine Gymnastikmatte aus, machte Liegestütze, wagte mich sogar wieder aufs Fahrrad.

Dann kam der Tag des Rückfalls, an dem Orthopäde I erneut seinen Bleihandschuh überstreifte. Nun wusste ich nicht mehr, wie ich gehen, stehen oder sitzen sollte, und verbrachte ganze Tage auf dem Sofa, die Beine in Stufenlagerung hochgelegt.

Damals kannte ich das Wort Kinesiophobie noch nicht, die Angst vor Bewegung. Dieses sogenannte »Vermeidungsverhalten« funktioniert nach einem einfachen Muster. Wer sich einmal die Hand an einer heißen Herdplatte verbrennt, wird keinen Wert auf ein zweites Mal legen. Das ist im Allgemeinen sinnvoll, aber bei Rückenschmerzen beginnt damit ein Teufelskreis aus Schmerzen, Angst und immer mehr Schmerzen.

Trotz seiner Empathie musste ich Orthopäde I irgendwann verlassen. Er schien allmählich am Ende seiner konservativen Möglichkeiten und sprach immer öfter von einer möglichen Operation. Ich dachte zunächst: Ich treffe alle zwei Wochen auf ihn. Da schaut er vorher in die Karteikarte. Er hat so viele Patienten. Den ganzen Tag hat er mit schmerzgeplagten Menschen zu tun. Rücken, Knie, Rücken. Da wiederholt er sich auch mal. Doch zog er einen Eingriff tatsächlich immer ernsthafter in Betracht. Über Bandscheibenoperationen hatte ich allerdings noch viel Furchteinflößenderes gelesen. Vor einer Operation hatte ich weit mehr Angst als vor den Schmerzen. Beinahe jeder, der sich unters Messer legte, wurde angeblich zum Dauergast im OP. Ich war entschlossen, alles zu tun, um dem zu entgehen. Ich ließ mir meine Bilder aushändigen und suchte woanders nach Antworten.

Ärztliche Diagnosen zählen mittlerweile selbst zu den Risikofaktoren. Jede Diagnose, sei sie auch noch so unerheblich, verstärkt das Problem: Der Schmerz setzt sich fest – schließlich hat der Arzt etwas gefunden. Wo es wehtut, ist auch was kaputt. Da muss was gemacht werden. Dieser Aktionismus führt zu Hunderttausenden von Operationen, jede Statistik nennt eine andere Zahl, viele davon angeblich überflüssig, ja gefährlich. Möglicherweise hat man mit der maroden Bandscheibe schon einige Jahre gelebt. Dann hat man aus anderem Grund Rückenschmerzen, verspannte oder verkürzte Muskeln vielleicht. Der Arzt lässt eine Aufnahme machen, sieht die kaputte Bandscheibe und sagt: Operieren!

Ein Bild von einem Bandscheibenvorfall ist unabweisbar. Vielleicht liegt die Last, die einen Menschen niederdrückt, ganz woanders. Vielleicht sind die Rückenschmerzen auch die gesunde Reaktion des Körpers auf kranke Lebensumstände. Mancher Patient aber ist regelrecht erleichtert, wenn ein Bandscheibenvorfall festgestellt wird. Dann gibt es wenigstens eine Erklärung. Einen Fluchtpunkt. Ein Bandscheibenvorfall gibt kurioserweise auch Halt. Mit einem Vorfall bleibt einem erspart, zu sagen: Ich kann nicht mehr.

Eine Bandscheibe kommt ins Fernsehen

Welchen Stellenwert die Bilder noch immer haben, sah ich vor einiger Zeit in einer Talk-Show. Ein Orthopäde, erklärter Gegner der Bandscheibenoperation, diskutierte mit einem anderen, der die Ansicht vertrat, ein frühestmöglicher Eingriff erspare dem Patienten unnötiges Leid. Beide Ärzte leiten große Privatkliniken, der OP-Gegner hatte gerade ein Buch veröffentlicht. Die üblichen Motive also, sich in eine Talk-Show zu setzen. Die Diskussion folgte den bekannten Gesprächsritualen im Fernsehen. Erst spielten sich die Kombattanten ein bisschen auf, ließen sich nicht ausreden, warfen mit Fachvokabeln um sich. Dann redeten alle durcheinander. Am Ende stand mehr Verwirrung als Erkenntnis.

Der OP-Gegner rief, allein in München gebe es so viele MRT-Geräte wie in ganz Norditalien, die Zahl der Operateure habe sich mehr als verfünffacht.

Der OP-Befürworter entgegnete, als Chirurg habe er »natürlich den Schwarzen Peter«. Wer länger als zwölf Wochen erfolglos konservativ behandelt wurde, habe nun mal geringere Heilungschancen.

Dann zog der OP-Gegner seinen Trumpf hervor. MRT-Bilder einer Wirbelsäule, mehrere Bandscheibenvorfälle. Der Patient müsse eigentlich umfallen vor Schmerzen. Doch er saß aufrecht im Studio. Die Aufnahmen stammten von ihm selbst.

Bei 40 Prozent der Operierten gebe es innerhalb eines Jahres einen Rückfall, sagte der OP-Gegner. 80 Prozent der Eingriffe seien überflüssig. Die am schnellsten zunehmende Klientel seien die unzufrieden Operierten. In Deutschland liegen proportional zur Gesamtbevölkerung x-mal so viele Menschen unterm Messer wie in anderen Ländern, wo man »eben nicht gleich am nächsten Tag ins MRT« gehe.

Neben dem Umstand, dass nun im Spätabendprogramm auch MRT-Bilder diskutiert werden, war an der Szene bemerkenswert, dass die beiden Ärzte vor allem Zahlen gegeneinanderhielten. Kein Wort über Betriebsklima oder Existenzangst, über Leidensdruck oder Konfliktmanagement.

Ziemlich beste Freunde

Über diese Themen hätte auch ich nachdenken können, als mein »mediolateraler Prolaps L5 / S1« mich damals aus der Bahn warf. Ich tat das erst später. Zunächst war ich vollauf damit beschäftigt, dass es keine Normalität mehr gab. Jeder Gang zum Kühlschrank, jeder Weg zum Supermarkt war ein Kreuzweg. Von delikateren Bewegungsformen ganz zu schweigen. Neben meinem Sofa stapelten sich Schmerzmittelpackungen und Ratgeberbücher.

Mittlerweile hatte ich mein soziales Umfeld komplett in das Thema einbezogen. Normalerweise gelten Rückenschmerzen als ungeeignet für Small-Talk. Doch wurde ich ständig darauf angesprochen. Und: Jeder wusste etwas zu sagen. Ratschläge, Adressen, fundiertes Halbwissen über alternative Methoden. So geriet ich auf Empfehlung an Orthopäde II. Er sah auf meine CT-Bilder, nahm die Diagnose als gegeben und riet ab von unbedachter, übereilter Bewegung. Er schlug mir Alexandertechnik, Feldenkrais, Kinesiologie und Rolfing vor. Die Bedeutung dieser Worte musste ich nachschlagen. Orthopäde II, ein kleiner weicher Mann mit

Schnauzbart und leiser Stimme, ist mir von allen Menschen in weißen Kitteln aus dieser Zeit am wenigsten in Erinnerung. In der Vielzahl seiner Vorschläge konnte ich keine klare Richtung erkennen. Ich probierte keinen davon. Unsere Zeit war nach einem Monat um.

Kurz darauf betrat ich die Praxis von Orthopäde III. Erster Eindruck: länger nicht renoviert, das Wartezimmer voller alter Menschen, keine Latte-Macchiato-Lounge für Privatpatienten. Orthopäde III war Mitte 60, ein milder, lebenserfahrener Mann. Meine CT-Bilder wollte er zunächst nicht sehen, sondern meine Geschichte hören. Ich erzählte nicht vom Klima in der Redaktion, die scheinbar seit Anbeginn ihrer Existenz von Neid und Missgunst zusammengehalten wurde, von dem dritten Chefredakteur in zwei Jahren; jeder brachte neue Gefolgsleute mit, für die die Köpfe der Vorgänger rollen mussten wie in einem Shakespeare-Drama. Ich hielt mich an die Krankengeschichte.

Dann sagte Orthopäde III: »Genau diesen Vorfall hatte ich früher auch mal, an der gleichen Stelle wie Sie. Das ist so in dem Alter. Man will zu viel. Wenn Sie Geduld haben, heilt es von selbst. Haben Sie Zeit?«

»So viel es braucht.«

»Gehen Sie schwimmen. Rückenschwimmen. Aber nicht im Schwimmbad. Da verkrampfen Sie nur. Es ist Sommer. Fahren Sie raus an einen See. Die Zeit und die Natur sind Ihre besten Freunde.«

Dies ist die gute Nachricht: Es gibt ein Leben nach dem Bandscheibenvorfall. Meist ist es besser. Der Weg dorthin ist nicht immer angenehm. Aber er lohnt.

Keine Panik!

2. KAPITEL

Die Entdeckung der eigenen Kraft

Einfach sich im Grünen hinsetzen und auf »meine Freunde« warten? Ganz so leicht machte die Natur es mir nicht. Dennoch könnte ich bis heute über diesen Satz meditieren. Seine Wirkung entfaltete sich erst über Jahre.

Die Natur ist einfach da. Für jeden. Man muss sich nur die Freiheit nehmen, hinzugehen. Fraglos tut frische Luft gut, hebt der Anblick von Schmetterlingen die Stimmung. Vielleicht wird man davon auch ein bisschen gesünder. Ich aber war entschlossen, mich auch zu bewegen, und ging schwimmen, wie Orthopäde III mir geraten hatte.

Es war ein Bilderbuchsommer, beinahe jeden Tag fuhr ich an einen der vielen Seen im Umland und schwamm und schwamm und schwamm. Mindestens eine Stunde, in Rückenlage. Irgendwann entdeckte ich meinen Lieblingssee, in einem Naturschutzgebiet nahe der Stadt. Unter den Tausenden von Seen in Deutschland wird jeder einen finden, dessen Eigenheiten er kennen und schätzen lernt. Strömungen, Temperaturzonen, Wasserfarbe, Geruch. Die nähere Bekanntschaft mit einem Gewässer macht es möglich, sich angstfrei darin zu bewegen. Auch darum geht es: loszulassen, keine Angst zu haben. Darum ist es auch weniger hilfreich, in einem überfüllten Freibad zu schwimmen, in dem gerade die nationalen Arschbomben-Meisterschaften ausgetragen werden.

Die Freundschaft mit meinem See entwickelte sich langsam. Anfangs erschrak ich, wenn größere Wasserpflanzen meinen Rücken streiften. Aber nach einigen Tagen und Kilometern wusste ich, wo sie standen, und umschwamm sie. Manchmal hielt ich inne, in der Mitte der grün schimmernden Wasserfläche, auf der das Sonnenlicht schimmerte, und blickte in den weiten, klaren Himmel. Stille. Die Welt war weit weg. Es roch nach Wald, am Ufer standen schweigende, hohe Eichen, davor Schilf, in dem Enten wohnten. Fischreiher schwebten vorbei. Neben mir paddelten Haubentaucher.

Manchen Leuten ist das offene Wasser unheimlich, sie fühlen sich der Natur ausgeliefert. In einem See, dessen Grund nicht sichtbar ist, oder im Meer über einer dunklen Fläche von Wasserpflanzen. Diese Angst zu überwinden, stärkte mein Vertrauen in die eigene Kraft. Wenn ich mit langen, gleichmäßigen Schwüngen nach hinten ausholte, erlebte ich bisweilen euphorische Zustände. Schwimmen ist keineswegs monoton. Jeder Zug will genau abgestimmt sein. Jeder Griff ins Wasser ist ein neuer Anfang. Irgendwann geht das automatisch. Dann kommt ein meditatives Moment in den scheinbar monotonen Vorgang. Zeit zum Nachdenken.

Noch heute staune ich darüber, wie einfach es war, mich selbst durchs Wasser und damit aus dem Kreislauf der Schmerzen herauszuziehen. Wie die Spannung in meinen Körper zurückkehrte und meine Stimmung sich zusehends aufhellte. Doch es brauchte mehr als Ausdauer und muskuläre Energie. Die stillen Sommernachmittage im Wasser gaben mir Zeit und Raum, mich selbst anders wahrzunehmen.

Mit Anfang Dreißig war mein Glaube an die eigene körperliche Unverletzlichkeit grenzenlos gewesen. Vielleicht muss das in diesem Alter so sein; vielleicht, so scheint mir heute, gehört eine Rückenepisode als Grenzerfahrung zum Reifeprozess eines Menschen.

Orthopäde III dachte bei meinen Freunden, Zeit und Natur, in erster Linie an die Selbstheilungskräfte des Körpers. Er formulierte es unwissenschaftlich so: Jener Teil der Bandscheibe, der nach vorne links gerutscht war und auf meinen Ischias drückte, würde allmählich »verschrumpeln«. Die Entzündung am Nerv würde abklingen und damit würden auch die Schmerzen aufhören. Das war das Ziel. Es dauerte mehr als ein halbes Jahr. Ich lernte zu vertrauen. Anfangs etwas zaghaft, dann zunehmend mehr.

Als ich das erste Mal sein Sprechzimmer verließ, war ich irritiert: Er hatte nichts gemacht, außer mir Fragen zu stellen. »Schmerzmittel bekommen Sie bei Bedarf in der Apotheke.«

Dann ein schlichter Hinweis: »Sind Sie Seitenschläfer? Versuchen Sie mal, ein Kissen zwischen die Knie zu nehmen. Dadurch liegen Sie besser in der Geraden, weil das Becken nicht nach vorn kippt und die Lendenwirbelsäule verdreht.«

Zunächst spielte bei mir noch der in erfolglosen Monaten erworbene Fatalismus die Hauptrolle; es konnte ja nur besser werden. Dann dämmerte mir, dass dieses Beinahe-nichts-Tun das Ergebnis langer Erfahrung sein könnte.

Alte Schule

Orthopäde III war Schulmediziner ganz alter Schule. Brille mit Goldrand, weißer Kittel, sachlich. Jedem Patienten widmete er seine ungeteilte Aufmerksamkeit. Es schien, als wären sämtliche Gesundheitsreformen spurlos an ihm vorbeigegangen. Seine warmen Hände hatten noch die von

Hippokrates persönlich geschüttelt. Er operierte nicht selbst. Manchmal saß ich Stunden im Wartezimmer und stellte mir vor, wie sich Verzweifelte fühlen, die einen Wunderheiler aufsuchen oder nach Lourdes pilgern.

Ein Bandscheibenvorfall ist schmerzhaft, aber nicht tödlich. Mittlerweile gibt es bergeweise Studien, die auf die eine oder andere Weise belegen, was Orthopäde III damals in knappen Worten sagte: dass es meist von selbst besser wird, wenn es nicht absolut bedrohlich ist. Bei zwei Dritteln einer Versuchsgruppe von beschwerdefreien Menschen wird im MRT etwas gefunden. Und die Leute hüpfen durchs Leben, als wäre nichts. Auf der anderen Seite sind 90 Prozent der Rückenschmerzen »unspezifisch«, das heißt: Auf den Bildern ist nichts Auffälliges zu sehen. Aber wenn etwas gefunden wird, dann sitzt einem der Chirurg oft schon mit dem Messer zwischen den Zähnen gegenüber. Auch das ist verständlich, wenn man weiß, dass ein Chirurg, etwa in München, rund 250.000 Euro aufbringen muss, ehe er sich überhaupt niederlassen kann, allein für die kassenärztliche Zulassung. Von dem Geld ist noch kein einziges Pflaster geklebt.

Der Umgang mit dem Rückenschmerz hat sich grundlegend gewandelt. Selbst der Deutsche Chirurgenkongress teilt mit, dass zu viel und zu schnell operiert wird. Die »Nationale Versorgungsleitlinie Kreuzschmerz« (2011) stellt »die Erfassung psychosozialer Belastungen« gleich an den Anfang des Gesprächs zwischen Arzt und Patient und empfiehlt den Gang zum Kernspin, wenn nicht eindeutige Alarmsignale vorliegen, erst nach drei Monaten. Doch alles Apparative wird besser bezahlt als ein klärendes Gespräch.

Eigentlich müsste der Arzt den Patienten fragen, was in seinem Leben los ist. Dann kommt vielleicht die zerrüttete Ehe, der Ärger am Arbeitsplatz zur Sprache. Dafür ist meist keine Zeit. Und bezahlt wird es auch nicht. Die durchschnittliche Behandlungsdauer in deutschen Praxen beträgt siebeneinhalb Minuten.

Orthopäden versichern, sie wollten keine Bilder behandeln, sondern Beschwerden. Das therapeutische Wissen wächst kontinuierlich. Dennoch steigt die Zahl der Operationen. Und damit auch die Zahl der »Postdiskektomiesyndrome«. So heißt es, wenn die Beschwerden nach der Operation fortbestehen, wiederkommen. Oder schlimmer werden.

Mittlerweile ist eine rückenverarbeitende Industrie entstanden. Die Zahl der Eingriffe ist dort am höchsten, wo es die meisten Kliniken gibt. Das Einkommen von Chefärzten steigt mit der Zahl der Eingriffe. Auch Star-Orthopäden, die onkelhaft von den Deckeln ihrer Rückenbücher lächeln, haben wirtschaftliche Interessen. Jeder muss selbst entscheiden, wem er vertraut. »Whatever works works« – Was hilft, hilft. Das stimmt, macht die Orientierung aber auch nicht leichter.

Wir wissen von vielen Spitzensportlern, die trotz ihrer Bandscheibenvorfälle Tore schießen, Rekorde laufen, schwimmen oder fahren. Vermutlich gibt es keinen anderen Bereich des menschlichen Körpers, in dem persönliches Befinden und radiologischer Befund so stark voneinander abweichen wie beim Rücken.

90 Prozent der Vorfälle heilen »von selbst«, steht überall zu lesen. Die Formulierung führt in die Irre. Sie nährt die Illusion, dass man weiterhin nichts zu tun braucht. »Von selbst« heißt lediglich: ohne Eingriff. Ansonsten gibt es einiges zu tun.

Orthopäde III verfügte in seiner altmodischen Praxis über ein besonders anachronistisch anmutendes Gerät: einen Strecktisch. Auf dieser sogenannten Extensionsliege wurde ich mehrmals in der Woche festgeschnallt, die Beine in Stufenlage hochgelegt. Zwanzig Minuten sanfter, aber konstanter Zug und Wärme von unten. Orthopäde III ermunterte mich, diesen Effekt zu Hause nachzuahmen, mit einer Wärmflasche und einem Schaumstoffkissen, etwas länger als mein Oberschenkel. Wärme entspannt die Muskeln, die sich in vermeintlicher Schonhaltung verkrampfen; der Zug entlastet die untere Wirbelsäule, eventuell könne, das sei aber ungewiss, die Bandscheibe sogar millimeterweise in ihre ursprüngliche Position zurückkehren. Sicher ist, dass ich durch diese einfache mechanische Methode bald wieder gehen konnte, ohne zu humpeln wie Captain Ahab. Das schenkte mir den ersten Funken Zuversicht. Rezeptfrei.

Der Jobkiller isst eine Banane

Es war nicht der Schmerz allein, der an mir nagte. Ich wollte es mir nicht eingestehen: In meinem Unterbewusstsein rumorte existenzielle Verunsicherung.

Im Alter von 25 Jahren war ich Redakteur einer angesehenen Zeitung geworden. Eine relativ zügige Karriere, sie verdankte sich meiner bis heute ungebrochenen Freude am Schreiben. Doch die Zeitung und der gesamte Medienmarkt hatten sich verändert. Die Zeitung hatte nicht gut gewirtschaftet und war von einem Medienkonzern übernommen worden. Dieser versuchte, mich in einen anderen Arbeitsvertrag zu drängen, untertariflich, ohne langen Kündigungsschutz.

Ein Freund sagte damals: »Ab in die Mitte mit dir.« Er meinte damit: »Dein Leben ist aus der Balance.« Dieser Freund kennt mich, seit wir in der Schule gemeinsam die Sportstunde schwänzten, weil die ruppigen Fußballfreunde den Sport manchmal zu ernst nahmen. Gewinnen oder verlieren, das war uns ziemlich gleichgültig. Wir hatten unser eigenes Spielfeld: Musik. Mit ihm hatte ich schon als Teenager in Bands gespielt. Er hatte miterlebt, wie ich zu Schulzeiten begonnen hatte, in der lokalen Tageszeitung zu schreiben. Wie ich die Musiker interviewte, deren Konzerte wir besuchten. Dann hatte er gesehen, wie die Arbeit immer größeren Raum in meinem Leben einnahm, wie ich immer öfter unter Zeit- und Konkurrenzdruck stand, gehetzt von absurden Terminvorgaben, redaktionelle Seiten produzierend, während ich gleichzeitig versuchte, meine Artikel zu schreiben. Jeder bei der Zeitung versuchte, so viel Text wie möglich ins Blatt zu drücken, es ging allein um Quantität. Jeder wollte so präsent wie möglich sein, um nicht ins Visier der missgünstigen Chefredaktion zu geraten. Meine Energie und Lebensfreude verdunsteten in diesem seltsam gehetzten und zugleich auf der Stelle rotierenden Betrieb, in diesem Klima aus Überforderung und mangelnder Anerkennung.

»Ab in die Mitte mit dir.« Als er das zum ersten Mal aussprach, dachte ich: Ich möchte nicht wie du mit erfolglosen Bands in irgendwelchen Kellern hocken. Ich sagte: »Keine Ahnung, was du meinst.« Ich spürte: Er hatte recht.

Es gab einen Termin mit einem Personalverantwortlichen, der aus der Konzernzentrale angereist war. Er hatte sich als Gast in einem Büro in der Chefetage niedergelassen, die beiden Geschäftsführer saßen schweigend daneben. Auf dem Schreibtisch lagen Stapel mit Personalakten. Als der Mann mir die Hand entgegenstreckte, deutete er an, sich zu erheben, in der anderen Hand hielt er eine Banane, die er hastig verschlang.

»Entschuldigung, keine Zeit zum Mittagessen«, sagte er. Dieser Mann, dem ich zum ersten Mal begegnete, legte mir ohne lange Anlaufzeit nahe, zukünftig im Online-Bereich zu arbeiten. Das gedruckte Wort habe ohnehin keine Zukunft. Die Qualität meiner Texte, ich arbeitete zu diesem Zeitpunkt schon einige Jahre in der Redaktion, spielte überhaupt keine Rolle. Der Mann räumte auf Nachfrage ein, auch keinen einzigen gelesen zu haben. So muss es sich anfühlen, wenn McKinsey kommt.

Das Online-Angebot lehnte ich höflich ab. Er insistierte. Ich benutzte das B-Wort: »Betriebsrat«. Kurz darauf wurde mein Zuständigkeitsbereich aufgelöst. Der Pförtner ließ mir vom Geschäftsführer ausrichten, ich dürfe mein Büro nicht betreten. Nur ein Bluff, arbeitsrechtlich war nichts zu machen, sie mussten meinen Schreibtisch woanders wieder aufbauen. Sie schubsten mich nur ein bisschen herum. Diese Form des Mobbings von oben heißt heute »Bossing«. Ich hielt stand. Bis ich krank wurde. Scheinbar über Nacht, doch der Druck hatte sich über längere Zeit aufgebaut. Auf den Röntgenbildern war er nicht zu sehen.

Ehe ich scheinbar nur noch aus Rücken bestand, hatte ich mich einigermaßen fit gefühlt. Ich führte regelmäßig verschiedene Bewegungsmuster aus, von denen ich annahm, sie seien irgendwie gut. Ich schwamm, wenn auch mit der verschluderten Technik, die ich in der Schule gelernt hatte. Ich joggte, wenn auch zu schnell und in alten Schuhen. Ich machte Yoga, wenn auch nur zu Hause und nach einem Buch mit kleinen unscharfen Schwarzweißfotos. Doch immerhin lag mein Bewegungspensum über dem Durchschnitt. Was also war der Grund?

Mein Körper hatte mir ein Warnsignal gegeben. Ich wollte mich nicht damit abfinden, dass er einfach kaputt sein sollte wie ein altes Auto. Ich wollte weiter nach Antworten suchen, meine Fähigkeiten und Grenzen erkennen. Ich wollte zurück zu meiner eigenen Natur finden.

3. KAPITEL

Warum der Schmerz nicht unser Feind ist

Placebo und Nocebo

Damals kannte ich den Nocebo-Effekt noch nicht. Es handelt sich um eine Art Voodoo, die auch in der westlichen Kultur funktioniert. Eine negative selbsterfüllende Prophezeiung. Der Arzt und Journalist Magnus Heier hat diesem Effekt ein Buch gewidmet. Es trägt den treffenden Titel »Nocebo: Wer's glaubt, wird krank«. In Afrika und Südamerika, so Heier, gelingt es »Magiern«, gesunde Menschen zu verhexen, krank zu machen oder zu töten. Voraussetzung ist, dass die Opfer an den Zauber glauben. Der Nocebo-Effekt, so Heier, ist Voodoo mit weißem Kittel.

»Placebo« bedeutet: »Ich werde gefallen.« Pillen ohne Wirkstoff können wirken, weil Menschen an die Wirkung glauben. Dieser Vorgang ist in zahllosen Studien beschrieben. Er gehört zum Standard in der Arzneimittelforschung. »Nocebo« kommt von lateinisch »nocere« = schaden. »Nocebo« bedeutet: »Ich werde schaden.«

Der Nocebo-Effekt ist die Umkehrung des Placebo-Effektes und weniger bekannt als dieser. Er wurde erstmals in den 1960er-Jahren beschrieben, also vor mehr als einem halben Jahrhundert. Seine geringere Bekanntheit könnte vom mangelnden Interesse der Pharmahersteller rühren. Oder daran, dass er nicht so leicht zu erforschen ist: Die Ethik verbietet, bei gesunden Menschen Krankheiten hervorzurufen; und sei es nur durch Fehlinformationen. Dennoch sind einige spektakuläre Fälle überliefert. Etwa der eines jungen Mannes, der seinem Leben ein Ende setzen wollte. Er hatte an einer Medikamentenstudie teilgenommen und ein paar Dutzend Tabletten eines Antidepressivums eingenommen, um Selbstmord zu begehen. Als er in äußerst kritischem Zustand ins Krankenhaus eingeliefert wurde, blieben alle stabilisierenden Maßnahmen erfolglos. Bis sich herausstellte, dass er zur Placebogruppe der Studie gehörte.

Selbst die behandelnden Ärzte wissen bei solchen Testreihen oft nicht, wer echte Medikamente bekommt und wer nur bunte Pillen. Damit soll eine mögliche Beeinflussung, auch durch das Verhalten der Ärzte, ausgeschlossen werden.

Kribbelt's?

Jeder kann den Nocebo-Effekt an sich beobachten. Leichtes Kribbeln und Hautrötung bei der Lektüre eines Beipackzettels? Übelkeit und Kopfschmerzen, weil ein Mobilfunkmast in der Nähe steht? Aus solchen Überzeugungen können Epidemien werden. Die dramatische Zunahme von Laktose-Intoleranz in der westlichen Welt ist da nur ein harmloses Beispiel.

Unser Bewusstsein entwirft permanent Szenarien der möglichen Zukunft. Diese Fähigkeit zur Vorwegnahme war in der Evolution des Menschen nützlich, um alle möglichen Gefahren zu vermeiden. In der informationsüberfluteten Gegenwart aber läuft es damit in eine Falle.

Der Mensch konditioniert sich selbst. Wenn gerade eine Modekrankheit durch die Medien geht, sehen Ärzte besonders viele Patienten mit dem Krankheitsbild »Morbus Mohl«, so genannt nach dem unvergessenen Hans Mohl, der 30 Jahre lang die Sendung »Gesundheitsmagazin Praxis« moderierte. Wenn Mohl vor Darmkrebs warnte, herrschte am nächsten Tag Andrang bei den Internisten.

Diese eingebildeten Kranken setzten sich unwissentlich einer ganz anderen Gefahr aus. Übersteigerte Angst vor Krankheiten verursacht Stress und Depression. Ansonsten gilt derselbe Grundsatz wie bei »richtigen« Krankheiten: Die Erwartung bestimmt den Verlauf.

Auch an mir selbst konnte ich diesen Effekt beobachten: Nach einiger Zeit löste bereits die Erwartung von Schmerz auch tatsächlich Schmerz aus. Wenn ich daran dachte, einen Getränkekasten aus dem Auto zu heben, verspannte ich mich schon, ehe ich den Kofferraumdeckel geöffnet hatte. Auslöser für solche Erwartungen können Bilder und vorschnell abgegebene Einschätzungen von Ärzten sein. Zum Beispiel das kleine Wort »Scheiße« von Orthopäde I.

Mir fiel die Geschichte eines Schulfreundes ein. Wir waren damals in der fünften Klasse. Sein Vater litt unter Heuschnupfen und nahm immer stärkere Medikamente. Als der Arzt mit seinem Wissen am Ende war, verschrieb er ihm das damals angeblich stärkste Mittel mit dem Hinweis, die Nebenwirkungen führten zu Leberzirrhose. Der verzweifelte Vater nahm sich das Leben. Verzweiflung kann auch ohne weiteres Zutun tödlich verlaufen. Die Literatur kennt unzählige Beispiele von Ableben, allein durch Fehldiagnosen und Missverständnisse.

Der weiße Voodoo-Fluch

Nocebo. Der weiße Voodoo-Fluch: Das waren in meinem Fall die CT-Aufnahmen. Aber am Ende waren sie auch ein Segen. So wurde ich aus dem Verkehr gezogen. Konnte nicht mehr mitlaufen im Hamsterrad, meine elementaren menschlichen Bedürfnisse nicht weiter überhören. Ich bin diesen Bildern heute dankbar. Außerdem hatte ich Glück: Ich war in der gesetzlichen Krankenkasse. Für Privatpatienten ist die Diagnose selbst schon eine Gefahr. In Deutschland werden auf die Zahl der Fälle fünfmal so viele Rückenoperationen durchgeführt wie in England. Auch für Kassenpatienten ist Deutschland ein Hochrisikoland. Löchrige Gesundheitssysteme wie das der USA haben zumindest einen Vorteil: Sie schützen vor übereilten Eingriffen.

Woher kam meine pessimistische Sicht? Da war auf der einen Seite: Schmerz und wieder Schmerz, das zermürbte mich allmählich. Ich war bei alltäglichen Verrichtungen eingeschränkt. Das Einräumen der Spülmaschine war eine Tortur. Alle Bewegungen, die ein Bücken oder Vorbeugen erforderten, dauerten mindestens doppelt so lang, weil ich mich abstützte wie ein Greis. Mein linker Fuß war manchmal taub. Dafür gab es eine körperliche Ursache.

Auf der anderen Seite hatte es mit meiner Lebenssituation zu tun. Ich befand mich in einer Sackgasse. Schon in der Grundschule wird ungehorsamen Kindern mit drohendem Unterton erzählt, wie hart das Arbeitsleben später einmal sein wird. Was früheren Generationen der Schwarze Mann war, das war schon zu meiner Schulzeit die Arbeitslosigkeit, die alle bösen Kinder holte. Heute ist es das Schreckgespenst des globalen Verteilungskampfes. Auch das ein angstgesteuerter Lernvorgang. Dass überdies Machtkämpfe und cholerische Ausbrüche von Vorgesetzten, Missgunst, Intrigen, Ausgrenzung und ein allgemeines Klima des Verschweigens zum Alltag gehören – das hatte man uns in der Schule nicht erzählt.

Die Tage in der Redaktion waren unerträglich geworden. In einem Beruf, der Kreativität, Initiative, Motivation, eigenständiges Denken erfordert, herrschen ungeklärte autoritäre Machtstrukturen. Rätselhaft, wie sich bis heute der Mythos halten kann, Medien, insbesondere Zeitungen seien intern demokratisch organisiert. Ich war mit Begeisterung eingestiegen, nun fand ich mich wieder im Betongrau der Fremdbestimmung. Diese Farbe gibt es natürlich in allen Branchen. Es handelt sich allgemein um das Dilemma des Angestelltendaseins.

Wir Rückenschmerzweltmeister

Nach der bizarren Begegnung mit dem Personaler aus der Konzernzentrale hatte ich die »Innere Kündigung« ausgesprochen. Gegen alle Vernunft nahm ich das Gefühl, für meine Arbeit keine Anerkennung zu bekommen, persönlich. Ich hätte mir auch sagen können: Das ist nun mal so im Kapitalismus; dieser abgehetzte Bananenstopfer ist selbst nur ein Zahnrad im großen Räderwerk. Doch wenn man den Großteil seiner wachen Lebenszeit mit einer Tätigkeit verbringt, möchte man darin auch Erfüllung finden. Und sei es nur durch das Gefühl, respektvoll behandelt oder fair bezahlt zu werden.

Wie kann es sein, fragte ich mich, dass jemand über mich und meine Arbeit bestimmt, der in mir nur einen Kostenfaktor sieht und mir dabei noch nicht einmal richtig in die Augen schaut? Diese Kränkung hatte das Band zwischen mir und meinem Arbeitgeber gelöst.

Rund ein Viertel der abhängig Beschäftigten in Deutschland hat die »Innere Kündigung« vollzogen. Das bedeutet: Sie wurschteln irgendwie weiter. Dienst nach Vorschrift, innere Emigration, Subversion bis hin zur Sabotage. Ohne Freude, ohne Perspektive, wie sie sich weiterentwickeln könnten. Ich sah, wie erbitterte Kollegen die buntesten Stilblüten im Leitartikel des Chefredakteurs anstrichen, um sie an die Redaktion des Hohlspiegels beim »Spiegel« zu faxen.

Sicherheit ist deutschen Arbeitnehmern am wichtigsten, wichtiger noch als das Gehalt, das ergeben die Umfragen regelmäßig. Das Bedürfnis nach Sicherheit ist auch der wichtigste Grund für die Bindung an ein Unternehmen. Aber sie hat ihren Preis. Nur 15 Prozent sehen die eigene Tätigkeit als »gute Arbeit« an, die Hälfte findet ihre Beschäftigung »mittelmäßig«.

Die Zahlen schwanken, je nachdem, ob sie von den Gewerkschaften, den Krankenkassen oder den Arbeitgeberverbänden stammen. Je nach Anlass und politischer Ausrichtung lassen sich auch Werte anführen, die sagen, dass es den Deutschen blendend geht. Zahlen suggerieren, ähnlich wie Bilder, faktische Gewissheit. Sie klingen unumstößlich. Damit können Teilnehmer von Talkshows aufeinander losgehen. Aber sie sagen nichts darüber, wie es dem Einzelnen geht.

»Innere Kündigung« benennt eine deutsche Grundbefindlichkeit. Es ist schwierig, die Wortbedeutung angemessen in andere Sprachen zu übersetzen; dieser Zustand ist Engländern, Franzosen, Spaniern fremd. »Innere Kündigung« – diese spezielle passiv-aggressive Gemütslage ist vielleicht weltweit einmalig.

Soziologen und Psychologen wenden den Begriff längst auch auf andere Lebensbereiche an. Etwa auf das Verhältnis von Schülern und Lehrern, Bürgern und Staat. Oder auf Liebesbeziehungen. Bislang gibt es keine Zahlen darüber, wie viele Ehen im verkrusteten Panzer einer Inneren Scheidung vor sich hin dümpeln.

Beinahe täglich lesen wir von neuen Forschungen, die solche Verhältnisse als sichere Quelle für Unglück und Krankheit benennen. Doch wer gibt in wirtschaftlich prekären Zeiten einen festen Job auf? Und wann waren die Zeiten in den letzten Jahrzehnten nicht wirtschaftlich prekär? Sollte ich meinen mühsam erkämpften Platz in der Arbeitswelt einfach räumen? Ohne nationale Klischees überzustrapazieren: Die »German Angst« ist weltweit ein Begriff. Und ich steckte mittendrin.

In Deutschland gibt es pro Kopf der Bevölkerung die meisten Krankheitstage und die höchsten volkswirtschaftlichen Kosten weltweit. Die Deutschen sind Rückenschmerzweltmeister. Menschen in Bangladesch sind angeblich glücklicher. Als Erklärung ist oft zu hören: Neidkultur ist bei uns die Leitkultur, die Leute sind zerfressen von negativen Gefühlen, sie wollen Vollkasko bis zur Rente. Deutsche Arbeitnehmer werden als überempfindlich und wehleidig abgestempelt. Hat das deutsche Gehirn tatsächlich anstelle der Stirnlappen einen »Jammerlappen«, wie es manchmal heißt? Ich glaube, es liegt eher daran, dass Angst eine Grundbefindlichkeit geworden ist. »Status Angst«, um genau zu sein und das einleuchtende Buch des Schweizer Schriftstellers Alain de Botton zu zitieren.

»Status« ist für ihn der Schlüsselbegriff unseres Soziallebens. Früher wurde gesellschaftlicher Rang, gleichbedeutend mit Anerkennung und Respekt, weitgehend durch Geburt bestimmt. Die Industriegesellschaft gibt vor, diese Privilegien abgeschafft zu haben und den Status des Einzelnen weitgehend nach seinem Erfolg zu bemessen. Und dieser Erfolg ist ein ständig bedrohtes Konstrukt. Abseits ausgedienter ideologischer Muster stellt De Botton fest, »dass der Kampf um Status vor allem Unsicherheit erzeugt (...) Angst ist die ständige Begleiterin des modernen Ehrgeizes.« Zumal die meisten Menschen den Erfolg im Rahmen abhängiger Beschäftigungsverhältnisse suchen und überdies von wirtschaftlichem Geschick und Wohlwollen anderer abhängig sind.

Das Ohnmachtsgefühl, nicht Herr des eigenen Schicksals zu sein, verursacht Stress. Stress lässt unsere Muskeln verhärten, das Immunsystem fährt herunter, der Körper schaltet um auf den Modus eines flüchtenden Tieres. Oft wird gesagt, unser Körper funktioniere noch wie vor Zehntausenden von Jahren, seine Reaktionen und Reflexe seien für das Überleben in der Wildnis ausgelegt, nicht dafür, dass der Arbeitsplatz alle zwei, drei Jahre an den nächsten Hedgefonds verkauft wird. Dieser »innere Neandertaler« tobt, sobald man ihn bedroht. Er möchte die Keule schwingen oder weglaufen. Aber er bewegt sich maximal bis zur Kaffeemaschine.

In einer Studie der Northwestern University in Chicago wurde untersucht, wie sich die Informationsverarbeitung bei chronischen Schmerzpatienten von derjenigen bei Menschen unterscheidet, deren Pein irgendwann vorbei ist. Die Forscher wählten dafür 39 Rückenpatienten, deren Hirnaktivität sie mittels MRT regelmäßig untersuchten. Gut die Hälfte von ihnen hatte nach einem Jahr immer noch Schmerzen. Bei ihnen kommunizierten die sogenannte Inselrinde und der Nucleus accumbens besonders intensiv. Beide Hirnregionen sind an der Verarbeitung und Bewertung von Gefühlen und bei Lernprozessen beteiligt, auch das sogenannte Belohnungssystem soll hier angesiedelt sein.

Nun sind die Ergebnisse der Hirnforschung immer mal wieder umstritten. Unter unserer Schädeldecke arbeiten etwa 100 Milliarden Zellen. Selbst wenn wir nicht alle benutzen, sind diese Zellen über schätzungsweise eine Billiarde neuronaler Verbindungen miteinander verknüpft. Und diese Verknüpfungen werden permanent umgebaut. Wie soll man etwas genau lokalisieren in einer Struktur, deren Wesen Vernetzung und Veränderung ist? Man kann mit Bildern vom Gehirn vieles machen und sie freizügig interpretieren. Aber was die Forscher als Ergebnis formulierten, klingt nach Lebenserfahrung: Der Schmerz lässt jene Menschen nicht los, die ihn besonders emotional verarbeiten. Rückenschmerz entsteht zum einen Teil im Rücken, zum anderen im Kopf. Angst vor einem negativen Verlauf der Krankheit, Angst vor dem Verlust der Arbeit, Angst überhaupt begünstigt, dass der Schmerz chronisch wird. Er wird regelrecht im Gehirn verankert.

Es lässt sich nicht allgemein sagen, wie der Körper seelischen Druck »somatisiert«, das geschieht bei jedem individuell. Eine Geisteshaltung, ein unterbewusstes Selbstbild, kann zu einer körperlichen Haltung werden. Zu beobachten bei gramgebeugten Menschen oder bei Pubertierenden. Mangelnde oder falsche Bewegung kann zur Verkürzung der Muskeln führen. Mancher bringt eine genetische Disposition mit. Ein kaum überschaubares Knäuel von Kausalitäten.

Doch die Neurobiologie findet immer tiefere Erkenntnisse. Zum Beispiel die somatoformen Störungen: Bei geschätzten 20 bis 30 Prozent der Patienten mit chronischen Beschwerden findet sich keine körperliche Ursache. Die Schmerzen entstehen im Gehirn. Wie Phantomschmerz in einem amputierten Bein. Keine Schädigung des Gewebes, keine unmittelbare Gefahr, keine Verkürzung der Lebenserwartung. Trotzdem Schmerzen, oft über Jahre. Es kann nicht nur den Rücken treffen, sondern praktisch jeden Teil des Körpers. Die Schmerzen werden real erlebt und treten nicht bloß in westlichen Wohlstandsgesellschaften auf, sondern in allen Altersgruppen, Schichten und Kulturen.

Seit wir unserem Denkorgan bei der Arbeit zuschauen können, wissen wir: Gedanken verändern vielleicht nicht die Welt, aber das Gehirn desjenigen, der sie denkt. Wenn eine Erinnerung abgelegt wird, wächst eine Verknüpfung zwischen Nervenzellen. Körperlicher und emotionaler Schmerz werden im Gehirn in denselben Arealen verarbeitet. Wenn man eine ähnliche Situation erlebt, kommt der Schmerz wieder hoch. Am ehesten lässt es sich mit dem Geruchssinn erklären. Ein Duft kann ein ganzes Orchester von Erinnerungen hervorrufen. Positive wie negative. Bei Menschen mit somatoformen Schmerzen sind es häufig belastende Erlebnisse in der Kindheit, Missbrauch, Gewalt, aber auch Lieblosigkeit, Ausgrenzung, Zurückweisung.

Vielleicht verstehen wir das Zusammenspiel von Amygdala, Hypothalamus oder Hippocampus noch nicht genau. Aber wir wissen: Das Gehirn macht den Schmerz. Und es kann diese Prägungen auch wieder verlernen, meist mithilfe eines Psychologen. Es sind schon Menschen aus dem Rollstuhl aufgestanden, ohne Medikamente, ohne Operation, allein durch eine Therapie, in der sie lernten, ihre Muster zu erkennen und ihre Beschwerden anders zu bewerten.

In Deutschland vergehen im Schnitt sieben Jahre, ehe ein psychosomatisches Leiden erkannt wird. In dieser Zeit passiert nicht nichts. Es gibt immer neue Aufnahmen, Diagnosen, Behandlungsversuche. Eine Odyssee, die nicht selten Depressionen bis hin zu Suizidgedanken auslöst. Schmerz wird immer noch in erster Linie als Warnsignal für eine körperliche Schädigung betrachtet. Dabei wird gerade am Beispiel der somatoformen Störungen deutlich, wie begrenzt es ist, den Menschen als Ganzes zu betrachten.

Einen körperlichen Befund zu übersehen, gilt als ärztlicher Kunstfehler, das Vernachlässigen einer psychischen Erkrankung hingegen als Kavaliersdelikt. Auch viele Patienten bevorzugen ein mechanisches Erklärungsmodell. Sie finden es meist besser, wenn Schmerzen auf körperlichen Verschleiß deuten. Das ist sozial angesehener. Dann haben sie sich für den Betrieb verausgabt.

»Der Schmerz ist nicht unser Feind«, sagt der amerikanische Physiotherapeut Gray Cook. Schmerz ist einfach ein Signal des Körpers, das auf ein reales oder potenzielles Problem aufmerksam macht. Der Körper sagt damit: »Wenn du so weitermachst, wird es zu Schäden kommen.« Wenn im Auto plötzlich eine rote Lampe aufleuchtet, würde man sie auch nicht mit einem Handtuch bedecken und weiterfahren. Bei einem Auto ist es selbstverständlich, anzuhalten und nach dem Grund der Störung zu suchen.

Schmerzen, sagt Cook, kann man nur besiegen, wenn man sie versteht. Man kann Tabletten nehmen, das macht die Situation erträglicher, ändert aber nichts an der Ursache. Vielleicht artikuliert der Körper Dinge, die der Verstand nicht wahrhaben will. Es ist wichtig, zu begreifen, dass Schmerzen aus dem eigenen Leben resultieren und man diese Verantwortung nicht delegieren kann, auch nicht an einen Arzt.

Auch Schmerzmittel, die tatsächlich Wirkstoffe enthalten, können Placebos sein. Dafür, sein Leben zu ändern. Man wirft sie ein und macht einfach weiter wie zuvor. Und noch mehr Placebowirkung liegt in der Form ihrer Verabreichung. Schmerzmittel wirken erst richtig, wenn sie injiziert werden. Das jedenfalls wünschen sich die meisten Patienten. Die Spritze ist Symbol für ärztliche Tätigkeit und Zuwendung. Dabei ist beispielsweise Diclofenac aus der Kanüle nur fünf Minuten schneller. Tabletten wirken ebenso gut.

Nie zuvor haben so viele Menschen in Deutschland Sport getrieben. Sport ist so sehr gesellschaftlicher Mainstream, dass Dicke schwerer einen Job finden, weil man ihnen unterstellt, sie hätten sich nicht im Griff. Der Künstler David Hockney spricht von einer »sozialen Kontrolle«, die von Fotos und Filmen ausgehe, und vergleicht ihre Macht mit jener, die früher die Kirche hatte. Die Macht der Bilder.

Jeder will aussehen wie Angelina Jolie oder Brad Pitt. Durch den Druck medial vermittelter Idealbilder ist ein Kult der Selbstoptimierung entstanden, der den Druck der Arbeitswelt ins Private verlängert. Wir empfinden uns als ungenügend, wenn wir diese Menschen anschauen, die dafür bezahlt werden, gut auszusehen. Und deren Bilder ohnehin nachträglich optimiert werden. Wir denken: Ich möchte charmanter, schlagfertiger, erfolgreicher sein, meine Muskeln könnten definierter, mein Bauch flacher sein, die Haut glatter, die Zähne weißer. Wir kennen Kalorientabellen auswendig und essen low carb. Wir joggen vor der Arbeit, netzwerken in der Mittagspause, abends beim Fernsehen sind wir auf Facebook. Aber das sind wir auch im Büro die ganze Zeit.

Trotz des immensen Zuwachses an schmerztherapeutischem Wissen stiegen die Arbeitsunfähigkeitstage wegen Krankheiten der Wirbelsäule und des Rückens in den letzten 20 Jahren kontinuierlich an. Auch die Zahl der psychischen Erkrankungen, vor allem der angstbedingten Störungen, erreicht in Deutschland jedes Jahr neue Höchststände.

Heute ist der Burn-out der neue Bandscheibenvorfall. Durch das Aufkommen des Burn-out werden sich die deutschen Rückenschmerzstatistiken in den nächsten Jahren vielleicht etwas entspannen. Ausgebrannt – im unermüdlichen Einsatz für den Arbeitgeber, selbstredend – das passt immer noch besser zur Arbeitsmoral als: Ich bin erschöpft.

Vielleicht wäre es an der Zeit, dass Leute mit Personalverantwortung eine Art Führerschein machen. Ehe jemand im Leben von anderen herumbestimmen darf, sollte er vielleicht einen Grundkurs in Psychologie belegen und ein Minimum an Anstand und Herzensbildung lernen. Da können deutsche Unternehmen noch so viele ergonomisch korrekte Bürostühle hinstellen. Bürostühle sind auch eine Art Placebo. Damit drückt man sich vielleicht um die Diskussion darüber, wie gut das Miteinander funktioniert. Nicht nur der Körper wünscht ergonomische Bedingungen. Wir brauchen eine befriedigende Antwort auf die Frage: Was mache ich hier eigentlich? Habe ich die Möglichkeit zu wachsen und mein Potenzial zu entfalten?

Vor Jahren sagte mir ein Orthopäde, den ich für eine Reportage interviewte: »Lassen Sie mal den sozialen Bonus der Krankheit weg – dann haben Sie sofort ein Viertel weniger Fälle. Weder im Sudan noch in den USA wäre eine Statistik wie in Deutschland denkbar.« In Deutschland verwalte man zu einem großen Teil Befindlichkeitsstörungen. Der Arzt wollte seinen Namen nicht gedruckt sehen, weil er eine auch für seine Branche unangenehme Wahrheit aussprach: dass sie oft im Trüben fischt.

Amerikanische Gesundheitsökonomen haben in einer Studie fast 1.000 Testpersonen mit Bandscheibenvorfällen untersucht, um herauszufinden, wie sich die Lohnfortzahlungen auf die Genesung auswirkten. Jene, die kein Geld bekamen, wurden schneller »gesund«. Auch bei uns wird immer wieder unterstellt, Patienten würden leichte Beschwerden dramatisieren, um in den Genuss dieser Zahlungen zu kommen. Die Frage kann nur jeder für sich selbst beantworten. Ein Arzt muss den Schmerz glauben. Alles anderes wäre unärztlich.

Der Hirnforscher Gerald Hüther hielt 2011 auf dem

»Hauptstadtkongress Medizin und Gesundheit« einen viel beachteten Vortrag. Der Internet-Link zum Video des Vortrags kursiert unter Ärzten, die sich fragen, wie man unter den festgefahrenen Bedingungen des deutschen Gesundheitssystems noch anständig praktizieren kann. Er gibt ihnen Mut. Hüther wird wegen seiner Medienpräsenz und seiner populären Aussagen öfter mal angegriffen. Vielleicht ist auch das typisch deutsch. Denn Hüthers Vortrag macht auch Nicht-Medizinern gute Laune. Der Mann könnte auch als Motivations-Coach arbeiten.

Kein Gesundheitssystem der Welt kann einen Menschen gesund machen, sagt Hüther. »Heilung ist immer Selbstheilung.« Medizinische Maßnahmen können nur dazu dienen, dass die Selbstheilungskräfte gestärkt werden. Leben ist Selbstorganisation. Und Selbstverantwortung. Die ärztliche Kunst besteht darin, günstige Rahmenbedingungen für diese Selbstorganisationsprozesse zu schaffen.

Hüther nennt als allgemeine Voraussetzung für eine erfolgreiche Behandlung: Der Patient muss gesund werden wollen. Dafür muss er dem, der zu helfen verspricht, vertrauen. Vertrauen kann er, wenn er versteht, was mit ihm passiert. Er muss das Gefühl haben, dass er diesen Prozess mitgestalten kann. Er muss das Gefühl haben, dass das alles irgendwie Sinn macht.

Gesund werden und bleiben wollen ist Ausdruck einer Haltung. Haltungen werden im Lauf des Lebens erworben und manifestieren sich als innere Einstellung. Die Haltung bestimmt darüber, worauf ich achte. Was ich ernst nehme, was ich nicht ernst nehme. Wie ich mich entscheide. Wie ich denke, fühle und schließlich handle. Eine ungünstige Haltung kann zum Beispiel dadurch entstehen, dass ein Mensch immer wieder die Erfahrung macht, dass es eigentlich gar nicht so blöd ist, krank zu sein. Unter den obwaltenden Bedingungen kann er es sogar als eine Art Notwehr empfinden.

»Wir haben ein Begeisterungsproblem«, sagt Hüther, »wir sind eine Gesellschaft geworden, in der Begeisterung so ziemlich das Letzte ist, wozu wir uns gegenseitig einladen.« Deshalb nennt er als einige der wichtigsten Therapieformen: einladen, ermutigen, inspirieren. Helfen, die Freude am Dasein neu zu entdecken.

Orthopäde III tat genau das, einige Jahre bevor Hüther seinen Vortrag hielt. Er wusste, dass ein Tag am See mehr bewirken kann als eine Spritze und sechsmal Fango.

Er brach damit den Voodoo-Zauber.

Humor ist gesund, Lachen ist gesünder

Der amerikanische Publizist Norman Cousins schrieb: »Aus dem Mund eines Arztes können Worte Tore öffnen oder zuschlagen. Sie können den Weg zur Genesung freimachen oder aber den kranken Menschen in Angst, Abhängigkeit oder Rebellion versetzen. Die richtigen Worte können einem kranken Menschen Kraft geben, seinen Lebenswillen mobilisieren und heroischen Reaktionen den Boden bereiten. Die falschen Worte dagegen können ihn in Verzweiflung stürzen.«

Cousins hatte guten Grund für diese Ansicht. Er hatte das positive Denken in einer besonderen Form genutzt, um sich selbst zu heilen. Mit Mitte Vierzig war beim ihm eine Spondylarthritis festgestellt worden, auch bekannt unter dem Namen Morbus Bechterew. Sie äußert sich als äußerst schmerzhafte rheumatische Entzündung der Wirbelsäulengelenke. Ihre Ursachen sind bis heute nicht vollständig geklärt, Erklärungsmodelle kreisen um eine Störung des Immunsystems. Die Ärzte räumten ihm nur geringe Überlebenschancen ein.

Cousins war in den Sechzigerjahren ein bekannter Friedensaktivist. Und er war Wissenschaftsjournalist. Er hatte viele Berichte über den ungünstigen Einfluss negativer Gedanken auf die Körperchemie gelesen. Er fragte sich, ob ein positiver Gemütszustand den umgekehrten Effekt haben könnte. Das Krankenhaus erschien ihm dafür ungeeignet. In seinen Augen war es »der falsche Platz für kranke Leute«.

Cousins zog in ein Hotel nahe der Klinik. Für sein Vorhaben sicher die bessere Wahl: Der Patient ließ sich Slapstick-Filme vorführen und von einer Krankenschwester lustige Bücher vorlesen. Mitte der Sechzigerjahre bedeutete das: einen Projektor aufzustellen und die Rollen von Hand zu wechseln. Seine Besucher bat er, so viel wie möglich zu scherzen. Er wollte nicht bloß positiv denken, sondern eine Heiterkeit erleben, die »aus dem Bauch kommt« und den gesamten Körper erfasst.

Das tat sie rasch. Die Schmerzen ließen nach, schon nachdem er zehn Minuten gelacht hatte. Danach konnte er mindestens zwei Stunden lang schlafen. Die Laborwerte bestätigten die Besserung. Cousins überlebte die Prognosen seiner Ärzte um mehr als 25 Jahre und wurde Begründer eines Instituts für Lachforschung in Los Angeles. Humor hat Cousins sicherlich auch geholfen, seinen aufreibenden Job zu machen: Er war dreißig Jahre lang Chefredakteur der »New York Post«.

Humor hat die Macht, scheinbar unüberwindbare Umstände zu meistern. Humor hat die Kraft zur Transzendenz, mit Humor können selbst grausamste Bedingungen ertragen werden, das zeigen die Belege des jüdischen Humors, der selbst in den Konzentrationslagern nicht totzukriegen war. Humor ist positives Denken. Lachen ist die gymnastische Übung dazu. Lachen ist zunächst ein Atmungsphänomen.

Die Einatmung wird vertieft, während die Ausatmung verkürzt, aber derart intensiviert wird, dass es zu einer vollständigen Entleerung in der Lunge kommt. Der Gasaustausch steigt gegenüber dem Ruhezustand um ein Mehrfaches. Für manche Menschen, besonders die Ängstlichen, Flachatmigen, ist Lachen eine gymnastische Heilübung, die überschüssiges Kohlenmonoxid abtransportiert und damit der Übersäuerung des Körpers entgegenwirkt. Teilnehmer in sogenannten Lachseminaren müssen oftmals erst die tiefe Bauchatmung und das bewusste Ansteuern ihres Zwerchfells erlernen. Diese Wahrnehmung fehlt vielen Menschen.

Im Yoga gibt es verschiedene Übungen dafür, die bekannteste ist Kapalabhati, auch »Feueratem« genannt. Dabei wird mit kräftigem Druck des Zwerchfells aus- und passiv eingeatmet. Aufgrund der intensiven Bewegung wird die Lunge mit reichlich Sauerstoff versorgt. Andererseits bewirkt die intensive Atmung aber auch eine Veränderung im Herzrhythmus: Dieser erhöht sich zunächst, um dann abzusinken. Dabei verringert sich auch der Blutdruck. Schließlich beginnt die gesamte Muskulatur zu entspannen. Durch die Zwerchfellmassage werden die inneren Organe angeregt. Die Massage ist so kräftig, dass bei akutem Bandscheibenvorfall davon abgeraten wird. Manchmal wird ein Vorfall schon durch Husten ausgelöst.

Cousins begleitete seine Lachtherapie mit extrem hohen Gaben von Vitamin C, ähnlich wie der Chemienobelpreisträger Linus Pauling sah er in Ascorbinsäure ein Wundermittel. Vielleicht war das sein Placebo.

Cousins war kein Medizinfeind. Er war durchaus einverstanden mit schulmedizinischen Standpunkten. Nur hatten sie ihm nicht mehr geholfen. Den Hauptbeitrag seines Arztes an der Überwindung seiner Krankheit sah er darin, dass er ihn, den Patienten, in dem Glauben bestärkte, bei der Behandlung »ein gleichberechtigter und respektierter Partner zu sein«. Im dritten Kapitel habe ich beschrieben, wie das schicksalsschwangere Verdikt eines Arztes mich beeinflusste. Ich nahm die Sache dadurch vielleicht zu ernst.

Es gibt auch eine umgekehrte Konditionierung. Patienten prägen ebenso das Verhalten von Ärzten. Seit jeher werden sie von ihren Patienten dazu erzogen, etwas zu verschreiben. Ohne Rezept fühlen sich viele nicht ernst genommen. Es ist eine Art Zertifikat: dafür, dass etwas vorliegt, und es ist eine Art Versprechen. Der Arzt weiß oftmals, dass das kleine Stück Papier eher psychologisch wirkt. Ein Genesungs-Scheck. Und manchmal ist das Medikament, das darauf steht, auch einfach ein Placebo. Die Leute wollen etwas gemacht haben. Der Reflex des Arztes ist es, etwas zu tun.

Dem Wort Placebo haftet eine negative Bedeutung an. Es klingt nach Schwindel oder eingebildeter Wirkung. Doch versteckt sich hinter der Einbildung eine ungeahnte Kraft: die Kraft des Menschen, sich selbst zu heilen, wenn er daran glaubt, gesund zu werden. Ein großer Teil der Rückenschmerzen, der ärztlich behandelten Beschwerden überhaupt, liegt im Bereich dessen, was wir mit dem Glauben an uns selbst und unsere Genesung beheben könnten. Das Placebo ist für Cousins »der Beweis dafür, dass es keine wirkliche Trennung zwischen Seele und Körper gibt«. Krankheit ist ein Wechselspiel zwischen beiden. Sie kann ihren Ursprung in der Seele haben und den Körper beeinträchtigen. Oder sie beginnt im Körper und lastet auf der Seele.

Placebos wirken nicht automatisch und immer. Ihr Erfolg ist abhängig von unserem Glauben und unserem Vertrauen. »So gesehen ist der Arzt vielleicht das wirkungsvollste Placebo von allen«. Der Effekt eines Placebos ist der eines Botschafters, mit dessen Hilfe wir Zugang erlangen zu den Kräften, die in uns selbst liegen. Bei genauer Betrachtung löst es sich in nichts auf. Aber es hinterlässt uns »die Botschaft, gründlich über uns selbst nachzudenken.« Das Placebo, folgert Cousins, repräsentiert unsere Selbstheilungskraft. Es ist, so der Titel seines Buchs, »Der Arzt in uns selbst«.

Aus dieser Perspektive ist jedes Mittel und jedes Placebo recht, so lange es wirkt und keinen weiteren Schaden verursacht. Was hilft, hilft. Das belegen auch Versuche mit Schein-Akupunktur, die noch besser wirkt als eine Placebo-Pille. Und auch besser als eine »richtige« Pille.

Schein-Akupunktur? Ganz recht. Eigens für solche Testreihen hat jemand eine Akupunkturnadel erfunden, deren Spitze, ähnlich einem Theatermesser, nach einem kurzen Druck im Griff verschwindet, sobald sie die Haut berührt, statt sie zu durchstechen.

Patienten mit chronischen Tennisarmen profitierten davon in einer dreimonatigen Untersuchung. Die Erklärungen dafür legen nahe, dass das Ritual der Nadel-Applikation, die Körpersprache des Akupunkteurs, Zuwendung und Ruhe während der Behandlung den Effekt verstärkten, der ansonsten einfach durch das normale Voranschreiten der Zeit und die damit verbundene Selbstheilung eher unauffällig geblieben wäre. Noch ein Nocebo-Nebeneffekt: Ein Viertel der Studienteilnehmer litt trotz Placebo-Gabe unter den angekündigten Nebenwirkungen.

Mehr als 40 Jahre später hat sich Cousins' These weithin bestätigt. Auch ein skeptischer und streitbarer Autor wie der amerikanische Rheumatologe Nortin M. Hadler fragt: »Sind gute Umgangsformen ein Placebo?« Das ist noch nicht wissenschaftlich erforscht. Aber so viel ist sicher: Sie kosten nichts.

4. KAPITEL

Wie man sich selbst zum Patienten macht

Wir glauben, was wir wollen

Orthopäde III war kein Wunderheiler. Er handelte aus Erfahrung. Er wusste: So etwas dauert. Nicht allein der körperliche Genesungsprozess, das Abklingen der Entzündung am Ischiasnerv, der Aufbau von Muskelkraft an den richtigen Stellen. Sondern auch der Lernprozess. Und der hatte noch nicht einmal begonnen. Solange ich nur auf die Schmerzen sah, betrachtete ich die Krankheit als etwas, das ich möglichst schnell loswerden wollte. Es dauerte länger, ehe ich verstand, was die Schmerzen mir zu sagen hatten.

»Fehlhaltungen« sitzen tief. Unsere selbst geschaffenen Konditionierungen sind hartnäckiger als über Jahre abgelagerter Kalk. Körperliche und geistige Bewegungsmuster lassen sich nicht von einem Tag auf den anderen umkrempeln; zumal wir oft die Notwendigkeit nicht auf Anhieb erkennen. Wir halten sie für das, was uns ausmacht. Wir glauben an sie.

»Das ist so in dem Alter. Man will zu viel.« So hatte Orthopäde III es lapidar zusammengefasst. Stimmte das? Hatte ich zu viel gewollt? Als er das zum ersten Mal aussprach, fühlte ich mich provoziert. War ich nicht einfach krank und wollte wieder gesund werden? War das zu viel? Oder hatte ich vorher zu viel gewollt?

Die Gedanken, die ich heute, im Rückblick, leicht und nahezu selbstverständlich formuliere, entstanden in einem Prozess, der erst nach Monaten einsetzte und bis heute anhält: zu erkennen, wer und was ich bin, was meine Neigungen und Bedürfnisse sind und wie ich im Einklang mit ihnen leben kann.

Ich weiß zum Beispiel, dass ich niemals Chef sein möchte. Es fällt mir lästig, andere zurechtzuweisen und am schlimmsten fände ich die Pflicht, als Erster im Büro zu sein. Am besten schreiben und denken kann ich sofort nach dem Frühstück. In meiner Zeit als Angestellter hatte ich oft das Gefühl, durch endlose morgendliche Besprechungen vom Schreiben abgehalten zu werden. Doch empfand ich meine Arbeit nicht als Last. Sie war mir ein Vergnügen. In einem Satz: Ich sah Sinn in dem, was ich tat.

Wir werden nicht gemocht oder geschätzt aufgrund unserer einmaligen Persönlichkeit, wir werden bezahlt, weil wir nützlich sind. Dieses Nützlichkeitsprinzip durchdringt alle zwischenmenschlichen Beziehungen im beruflichen Kontext. Das Arbeitsleben ist eine Fressmaschine. Eine Diktatur der Ökonomie. Das ist mittlerweile anerkannt, wie die Naturgesetze anerkannt sind. Es nützt wenig, das zu beklagen. Von einer höheren Warte betrachtet, ist das Universum auch nicht zu unserem Vergnügen da. Es verspricht uns keine Zukunft als lächelnde Ökobauern oder gemächliche Whiskey-Brenner wie die Opas in der Jack-Daniels-Werbung. Niemand garantiert uns überhaupt eine Zukunft. Wir müssen sie uns selbst schaffen.

Was die Informationsdichte angeht, war der Stress in meinem damaligen Job harmlos im Vergleich zu dem, was ich mir heute allein mit meinem iPhone zuführe. Der Anfang meiner Geschichte spielt noch in einer weitgehend analogen Welt. Damals hatten die Leute noch keinen Tennisarm vom Blackberry. Oder einen »iNacken« vom iPad. Damals nervten Vorgesetzte noch nicht rund um die Uhr mit grußlosen Ein-Satz-Mails.

Seit Beginn der Industrialisierung steigt das Innovationstempo exponentiell. Eisenbahn oder Glühbirne brauchten noch Jahrzehnte von der Erfindung bis zur Markteinführung. Heute sind neue Technologien praktisch sofort global verfügbar. Die Börsen handeln automatisiert im Millisekundentakt. Der sogenannte Hochfrequenzhandel gibt weltweit das Tempo vor.

Das digitale Grundrauschen in unserem Leben ist zu vernehmlichem Lärm angeschwollen. Wir sollen jetzt auch Verleger, Drucker, Autoren, Dokumentarfilmer sein, uns selbst »als Marke« etablieren. Jeder könne und dürfe, heißt es. Man sei blöd, wenn man es nicht tue. Jeder soll von zu Hause aus seine sprichwörtlichen 15 Megabyte Ruhm bekommen, bei sprudelnden Werbeeinnahmen. Nur ist es leider meist schlecht oder gar nicht bezahlt. Innerhalb weniger Jahre hat eine Technologie unsere sozialen und ökonomischen Beziehungen verändert. Und damit auch die Wertschätzung, die wir einander entgegenbringen.

Wo es früher der Tellerwäscher war, da gibt es jetzt den Blogger, der zum Millionär werden möchte. Die Erfolgsgeschichten erinnern an die Zeit des Frühkapitalismus. Nur wird diesmal der Einzelne zum Ausbeuter seiner selbst. Selbstausbeutung ist längst nicht mehr auf das sogenannte Prekariat oder die »Generation Praktikum« beschränkt. Selbstausbeutung ist der Normalfall.

Manche geistige Kleinfabrik schafft es, sich selbst und ein paar Leute durchzubringen. Die großen Erfolgsgeschichten lesen sich anders. Wie etwa die als Blog gestartete Online-Zeitung »Huffington Post« der Millionärin Arianna Huffington: Obwohl sie für mehr als 300 Millionen Dollar an

AOL verkauft wurde, ist sie dafür bekannt, dass sie ihren Autoren grundsätzlich keine Honorare zahlt.

Jeder muss sich zu diesen veränderten Bedingungen stellen. Eine Möglichkeit besteht darin, diese Werte nicht zu den eigenen zu machen. Den Leistungsdruck der Arbeitswelt nicht ins Private zu verlängern. Mich selbst nicht als Ware oder Maschine zu betrachten. Überhaupt die Grenze zwischen Arbeit und Privatleben zu definieren. Den Überforderungen, auch den selbst erzeugten, klar und umsichtig begegnen.

Zu den beliebtesten selbst erzeugten Überforderungen zählen die des Freizeitsports. Joggern im Park zuzuschauen kann aufschlussreich sein. Freuen sie sich an der Bewegung oder quälen sie sich mit hochrotem Kopf voran und sind nicht mehr in der Lage, Kindern oder Hunden auszuweichen? Sport gilt immer als gut. Sport machen angeblich alle wegen der Gesundheit, nicht um besser auszusehen, deswegen schauen sie im Fitness-Studio auch nie in den Spiegel. Nebenbei existiert auch eine nahezu masochistische Neigung, besonders bei Männern in mittleren Jahren, sich mit einem Marathon oder Triathlon noch einmal etwas zu beweisen, der sie häufig mit schmerzenden Sehnen, Gelenken oder auch dem Rücken auf die Liege des Physiotherapeuten zwingt. Einige wollen auch das nicht wahrhaben und riskieren schwere Organschäden, indem sie unter Schmerzmitteln laufen. Auf der Flucht wovor? Wird vielleicht ein Suchtverhalten aus einem anderen Lebensbereich auf den Sport übertragen?

Loslassen lernen, auch mit Surfbrett unterm Arm

Eine Studie der Ruhruniversität Bochum stellte unlängst fest, dass mittlerweile weniger als ein Viertel der Absolventen eine Führungsaufgabe anstrebt; vor zehn Jahren war es noch ein Drittel. Sie fragen sich: Karriere – wozu?

Anscheinend profitiert eine nachwachsende Generation bereits davon, Überforderungen am Beispiel ihrer Eltern gesehen zu haben. Erlebt zu haben, dass selbstverleugnendes Streben vielleicht zum Ziel oder zu materiellem Wohlstand führt, aber nicht automatisch glücklich macht. Wer will wirklich Chefarzt werden und hat die Konstitution, den mörderischen Schichtdienst im Krankenhaus zu bewältigen? Wer will bis Mitternacht in der Kanzlei Akten fressen und dafür seine Kinder nur am Wochenende sehen oder seine Liebesbeziehung gegen die Wand fahren? Überhaupt: Funktioniert der klassische Aufstieg in hierarchischen Strukturen nicht immer noch dem Gesetz, das der amerikanische Soziologe Lawrence Peter entdeckte? Das nach ihm benannte Peter-Prinzip ist immer noch eine der schönsten Anekdoten zur Senkung der Beförderungsmoral: »In einer Hierarchie neigt jeder Beschäftigte dazu, bis zu seiner Stufe der Unfähigkeit aufzusteigen.«

Es handelt sich nicht um verwöhnte Schlaffis, deren Wiege schon mit Papas Aktien gepolstert war. Oder um überzuckerte Playstation-Kids. Es sind Absolventen einer der größten Universitäten Deutschlands. Und sie stehen nicht allein mit ihrer Skepsis gegenüber traditionellem Karrieredenken. Das Phänomen wurde auch in einem Land untersucht, das sich vor Sonnenschein und guter Laune kaum retten kann, in Australien. Melbourne, wo eine Studie der Monash University entstand, verfügt über eine Art Jogging-Autobahn am Strand, die aussieht wie die im kalifornischen

Venice Beach. Das kulturelle Leben floriert. Melbourne gilt als intellektuelles Zentrum des Landes, wenn die Leute dort in der einen Hand ein Buch halten, klemmt unter dem anderen Arm ein Surfbrett oder ein Tennisschläger.

Es wurde dort eine Langzeitstudie zur Erforschung der Lebenszufriedenheit unter dem Titel »Extra Status and Extra Stress« durchgeführt. Was förderte sie zutage? Beförderung, Aufstieg, höheres Gehalt, das, wonach angeblich alle Angestellten streben, macht auch die Australier nicht glücklicher oder gesünder. Im Gegenteil. Langfristig litt ihre seelische Verfassung.

Über einen Zeitraum von acht Jahren beobachteten die Forscher das Leben von rund 2.700 Vollzeitbeschäftigten im Alter von 18 bis 64 Jahren, die mindestens 30 Stunden pro Woche arbeiteten. Knapp 1.900 wurden in diesem Zeitraum befördert. Nach der Beförderung sagten die meisten, sie trügen nun mehr Verantwortung, fühlten sich fairer bezahlt und ihr Arbeitsplatz sei sicherer. Dafür nahmen sie in Kauf, länger zu arbeiten und mehr Stress zu haben. Spätestens nach drei Jahren war die Euphorie verflogen. Trotz höherem Status fielen Jobzufriedenheit, gefühlte Sicherheit und das Empfinden fairer Bezahlung wieder auf das Niveau vor der Beförderung zurück. Die körperliche Gesundheit schien unverändert, doch die psychische Gesundheit litt dauerhaft unter der gestiegenen Belastung. Verbreitet waren Nervosität und Unruhezustände. Trotz der dauerhaften Einkommenssteigerungen und des höheren sozialen Status überwogen die negativen Effekte.

Ich zitiere diese Studie nicht aus der Hängematte heraus. Seit ich mich aus dem Angestelltendasein herausgewunden habe, arbeite ich mehr als vorher, jedoch entscheide ich selbst, wann, wie und warum. Der Ausblick auf diese Freiheit erschien mir unheimlich, solange ich noch unter Vertrag stand. Da war dieses tief eingepflanzte Sicherheitsdenken, ich dachte an die Absicherung im Krankheitsfall und – vermeintlich – an die Zukunft; ohne zu bemerken, dass dieser Job mir keine Perspektive mehr bot. Ich hatte einen langen Weg zurückgelegt, um an diese Position zu kommen. Ich stamme nicht aus dem klassischen Bildungsmilieu, mein Vater fuhr LKW, meine Mutter saß im Supermarkt an der Kasse. Dennoch haben sie mich schon als Kind zum eigenständigen Denken angehalten. Als ich in die 10. Klasse ging, konnte ich mit den Lehrern über meine Artikel diskutieren, als ich Abitur machte, hörten sie meine Reportagen im Radio. All das tat ich nicht aus dem Willen zum Aufstieg, sondern weil ich es gut machen wollte. Mit Ende 20 redigierte ich Texte von Leuten, die doppelt so alt waren wie ich. Mein eigenes Team von Autoren hatte ich selbst aufgebaut. Ich entwickelte Rubriken, Kolumnen, Formate, Beilagen. Mir war an der Qualität gelegen, an der Qualität der Arbeit und der Qualität der Erfahrung. Das glaubte ich sogar noch, als es mir endlich gelang, loszulassen.

Loszulassen von der Vorstellung, mein Geschick über schieren Willen bestimmen zu können. Besonders viel Willen schien besonders gut zu sein. Man kann an seinem eigenen Willen scheitern. Das hatte Orthopäde III mit einem Satz auf den Punkt gebracht.

Durch meinen Glauben an mich selbst und meine Fähigkeiten hatte ich mich in eine gedankliche Zwickmühle manövriert. Es war wie der erste Ratschlag aus Paul Watzlawicks »Anleitung zum Unglücklichsein«: »Vor allem eins: Dir selbst sei treu …«.

So betrachtete ich den Lauf der Dinge mit einer gewissen Orthodoxie. Ich wertete schnell und hielt dies für einen Ausweis meiner unverwechselbaren Urteilskraft. Ich war, wie es heute mit einem schönen Anglizismus heißt, »opinionated«. Das klingt, als käme es der Wortbedeutung nach von »opinion«, zu Deutsch: Meinung, bedeutet jedoch im schönen Understatement der englischen Sprache so viel wie: »eigensinnig«. Ich ließ mich von meinen Meinungen leiten, auch von meinen Vorurteilen, das hinderte mich einige Male daran, Veränderungen gegenüber unvoreingenommen zu sein. Aber so ist das in dem Alter.

Ich möchte meinem damaligen Arbeitgeber nicht mehr Aufmerksamkeit als nötig zuteilwerden lassen. In jedem Beruf gibt es ähnliche Mechanismen. Ungeklärte Zuständigkeiten zum Beispiel. Natürlich gilt es in unseren flexibilisierten, rundum multitasking-fähigen Arbeitswelten als normal, wenn jemand mal eine ungewöhnliche Aufgabe oder auch eine sehr unterqualifizierte Arbeit zugewiesen bekommt. Daran haben wir uns gewöhnt, das hat man auszuhalten. Aber das ist nicht der Grund, warum jemand seinen Beruf ergriffen hat. Selbstverständlich zwingt einen niemand, sich das gefallen zu lassen. Außer man hat sich diesen Zwang selbst geschaffen. Oder nicht aufgepasst, als die Schlinge sich immer enger zuzog. Oder die Lebensumstände ließen keine andere Wahl. Dann fühlt man sich eingesperrt, entmündigt, ohnmächtig.

Jemand, der sich auf Inneneinrichtung versteht, kann vermutlich auch kompetent Wasserhähne verkaufen. Auf Dauer wird er das als Unterforderung empfinden oder je nachdem, wie diese Anweisung an ihn herangetragen wird, auch als Demütigung. Das Arbeitsrecht erlaubt in dieser Hinsicht weiträumige Auslegungen. Dem Arbeitgeber steht es nach allgemeiner Auffassung frei, seine Angestellten wie Zahnräder zu behandeln, niemand verlangt, dass er sich angemessen und respektvoll benimmt. Dass er seinen Leuten Anerkennung entgegenbringt und ihnen Möglichkeiten bietet, sich zu entwickeln. Umgekehrt ist auch verständlich, dass man keine Diven einstellen möchte wie jene Köchin, die Tucholsky erfand und die sagte: »Warum ich die Vase zerbrochen habe? Gnätche Frau, ich habe Hemmungen, wenn ich Vasen sehe.«

Die lieben Kollegen

Das Wort »Kollege« suggeriert eine gewisse ständische Solidarität, in manchen Gegenden wird es auch gleichbedeutend mit »Freund« verwendet. Dabei ist der echte Kollege eine Rarität geworden. Es gibt, grob gesagt, so etwas wie »Kollegen« heute nicht mehr, besonders nicht in den anonymen Strukturen internationaler Konzerne mit ihren unerreichbaren Zielvorgaben. Das Gefühl der Zusammengehörigkeit existiert allenfalls noch in ihrer zwangsoptimistischen Imagewerbung. Es gibt Einzelfreundschaften. Es gibt Leute, mit denen man pragmatisch zusammenarbeitet. Dabei ist immer klar, wer wem nützt. Wenn man nicht mehr nützlich ist, verlieren die Leute das Interesse.

Zu den wichtigsten Fragen für abhängig Beschäftigte zählt nicht nur die Unsicherheit über die Art und Dauer des Arbeitsverhältnisses, sondern auch die Frage des Aufstiegs. Wer schafft es nach oben, wer bleibt auf der Strecke?

In der postmateriellen Sphäre gilt die Inszenierung der Arbeit mehr als die Arbeit selbst. Da Verdienste oder Leistung sich nur schwer objektiv erfassen lassen, kommen diejenigen mit der besten strategischen Kompetenz weiter, schreibt Alain de Botton. Erstaunlicherweise »stammen die klügsten Empfehlungen, wie man in einer Firma überlebt, von einigen hellsichtigen Aristokraten, die ihre Erfahrungen an den französischen und italienischen Höfen des 15. bis 17. Jahrhunderts sammelten« und sämtliche heute noch gebräuchlichen Tricks der Verstellung und Intrige beherrschten. Allen voran natürlich Machiavelli. Ich sprach damals sogar mit einem »Kollegen« von einer anderen Zeitung, dem mein Job bereits versprochen worden war.

Über den unmittelbaren Interessenschutz hinaus gibt es einen weiteren Grund, nicht andauernd über seinen Rücken zu reden – oder über andere Krankheiten, die ernster sind als ein Schnupfen. Es geht darum, die Selbststigmatisierung zu vermeiden. Sie setzt eine Abwärtsspirale in Gang, in der man sich immer weiter in sein Leiden hineinredet. Das hat auch einen inneren Grund. 90 Prozent der Rückenschmerzpatienten erleben im Lauf der Zeit eine zumindest leichte Depression.

Ist man zudem erst mal als »der Rücken« oder »der Vorfall« abgespeichert, wird für längere Zeit jedes Gespräch unweigerlich auf dieses Thema kommen. Es ist, als trüge man einen Stempel auf der Stirn. Menschen sortieren gern in Schubladen, das macht das Denken bequemer. Sicher wird man in der Hälfte der Fälle auf seine Beschwerden angesprochen, weil dem Gegenüber gerade kein besseres Small Talk-Thema einfällt. Aber während der andere einfach nur ein bisschen Konversation machen will, damit das Schweigen im Aufzug nicht peinlich wird, merkt er vielleicht gar nicht, dass er unter dem Deckmantel der, noch dazu halbherzigen, Anteilnahme unbefugt in einer Wunde herumbohrt.

Gerade in kommunikativen Branchen fühlt sich jeder ermächtigt, einen in der Kantine oder im Vorbeigehen auf dem Flur anzusprechen. Ich hätte damals gern ein Bulletin herausgegeben oder eine Kopie meiner Krankenakte ans Schwarze Brett gehängt. Jeder, aber auch jeder, sieht nur noch den Rücken in dir. Das ist fast eine Art Sexismus. Mit Kollegen über Ärger am Arbeitsplatz oder über ein Gesundheitsproblem zu sprechen, verleiht dem Thema mehr Macht und Gewicht, als es ohnehin schon hat. So wird man zum »Fall«, über den unbedarfte Außenstehende dozieren, das sei ohnehin »alles Psycho«. Fortwährend musste ich meinen Status erklären. Die einen ziehen dich herunter und fangen dann an, ausführlich von ihrem Problem zu erzählen. Die anderen betrachten dich wie ein Insekt, leicht angewidert, als könne etwas auf sie überspringen. Ich hatte immer das Gefühl, halbnackt vor ihnen zu stehen. Schutzlos und frierend. Wie ein chronisch Behinderter.

In der Rushhour des Lebens

Zwischen 30 und 50 ist die Wahrscheinlichkeit für einen Bandscheibenvorfall besonders hoch. Viele Leute sind dann in der Rushhour des Lebens. Kinder werden gezeugt und großgezogen, Häuser gebaut, Wohnungen gekauft. Zahlungsverpflichtungen aller Art. Die Karriere soll Sprünge machen. Dabei möchte man natürlich noch so fit und sexy aussehen wie Mitte 20. Der Blick in den Spiegel zeigt aber jemand anderen. Ein Grundrauschen der Unzufriedenheit schleicht sich ein. Viele fühlen sich unterbewertet, schlecht behandelt, verkannt, nicht wertgeschätzt. Entweder beruflich oder privat. Im Job oder in der Beziehung. Oder beides.

Jeder vierte Deutsche leidet mehr als dreimal pro Woche unter Schlafstörungen. Jeder Dritte klagt über starke Erschöpfung. 80 Prozent empfinden ihr Leben als Hamsterrad. Die Ängste nehmen zu. Angst zu versagen, Angst zu arm, zu dick, zu dumm zu sein. Stress entsteht, wenn wir Angst haben. Stress entsteht nicht allein durch äußere Reize, sondern auch durch unsere Reaktionen darauf.

Wir sind miteinander gefangen, können nirgendwohin ausweichen. Je weniger ich selbst meine Situation beeinflussen kann, desto größer der Stress. Nach einem Ärgernis kreisen die Stresshormone noch lange im Blut. Die »Bedrohungssituation« ist schon vorbei, der Körper jedoch weiter im Ungleichgewicht. Im Büro dürfen wir nicht reagieren, wie wir wollen, wenn wir uns bedroht fühlen. Das geht nur im Kino. Einmal ließ ein Redaktionskollege in einem Wutanfall seinem inneren Neandertaler freien Lauf: Er nahm eine Kaffeemaschine und schmetterte sie gegen die Wand. Diese filmreife Vorstellung war seine letzte.

Das Klischee, Manager hätten am meisten unter Stress zu leiden, ist wiederlegt. Neuere Studien zeigen das Gegenteil. In leitenden Positionen gibt es höhere Arbeitszeiten, aber auch höhere Belohnungen und bessere Möglichkeiten, zu steuern. Auch Freiberufler sind weniger belastet. Wer die Kontrolle behält, lebt gesünder.

In den letzten sieben Jahren hat die Zahl seelisch bedingter Krankschreibungen um 70 Prozent zugenommen. Als größter Stressfaktor gilt die Angst um den Arbeitsplatz. Und wer wäre dafür zur Verantwortung zu ziehen? Schon im Einzelfall ist ein Mobbing-Prozess zermürbend und nahezu aussichtslos. Grausamkeit im großen Stil kann sich erst recht auf den Sachzwang zur Rationalisierung berufen. So wie bei der France Télécom, wo vor einiger Zeit 20.000 Stellen abgebaut werden sollten. Das führte nicht nur zu Existenzängsten und Arbeitsüberlastung. Es kam zu über 30 Selbstmorden unter den Mitarbeitern.

Das »manager magazin« veröffentlichte 2012 das erste deutsche Burn-out-Ranking, in dem Unternehmen aus dem Dax verglichen wurden. Über alle Branchen hinweg hatten diejenigen die höchsten Burn-out-Raten, in denen seit Jahren umstrukturiert, saniert und gekürzt wurde. Zwischen 2004 und 2010 hat sich die Zahl der burn-out-bedingten Arbeitsunfähigkeitstage in Deutschland von rund acht auf mehr als 72 pro 1.000 Beschäftigte sogar verneunfacht. Die Gesamtkosten für psychische Erkrankungen summieren sich auf 27 Milliarden Euro jährlich.

Dauerstress ist eine Bedrohung der körperlichen und seelischen Verfassung. Die Welt, den Straßenverkehr, selbst den Lebenspartner zu verändern ist nur begrenzt möglich. Es hängt von der individuellen Einschätzung ab. Werbung zum Beispiel lenkt unseren Blick auf Außenorientierung. Was muss ich haben? Wie muss ich aussehen? Und sagt uns täglich: So, wie du bist, ist es nicht gut genug.

Am anstrengendsten für uns Menschen sind andere Menschen, die uns ihre Erwartungen und Vorstellungen aufzwingen. Chefs verstärken mit autoritärem Gehabe das Gefühl der Fremdbestimmung. Außerdem scheinen ihre Umgangsformen darauf zu basieren, andere abzuwerten, um sich selbst innerlich aufzuwerten. Sie werden nicht immer laut, oft genügen Zischen, Schnauben oder Augenverdrehen. Sie brauchen die dicke Luft um sich herum, es ist ihr Parfum der Macht. Es scheint, als wären die sozialen Kompetenzen auf der Stufe einer Gorillaherde stehen geblieben, wo der Silberrücken mit seinem Gebrüll alles beherrscht.

Haben Sie schon mal einen Silberrücken im Zoo gesehen? Wie er rumtobt, wenn sich draußen männliche Menschen nähern? Der Silberrücken denkt, alle Weibchen gehörten ihm, auch die jenseits der Gitterstäbe. Er realisiert nicht, dass er in einem abgezäunten Gehege lebt. Er glaubt, das Gehege sei die Welt. Und er selbst der unumschränkte Herrscher. Er flippt aus und rüttelt an den Gitterstäben. Man möchte nicht mit ihm in einem Käfig sitzen. Aber von außen sieht es ziemlich komisch aus.

Wenn ich die Welt nicht ändern kann, die mich verrückt macht, muss ich fragen, was ich an mir selbst ändern kann.

Es geht um einen nüchternen Abgleich zwischen der Realität und meinen Erwartungen. Dem Philosophen Epiktet wird der Gedanke zugeschrieben: Nicht die Dinge verwirren die Menschen, sondern ihre Meinungen über die Dinge.

Was sind gute Bewältigungsstrategien? Krankenkassen versorgen uns schon aus eigenem Interesse mit guten Ratschlägen. Ein bisschen Sitzgymnastik am Schreibtisch. Machen Sie diese Übung oder jene, dann wird alles besser. Das Modewort »Entschleunigung« muss in diesem Zusammenhang zwingend fallen. Die Antistress-Industrie ist ein boomender Markt. Buchen Sie ein Wellness-Wochenende! Lassen Sie sich massieren! Treiben Sie Sport! Zumindest mag die »Mobilmachung« helfen, angestaute Fluchtimpulse abzureagieren, danach fühlt man sich körperlich besser. Doch nachdem ich eine Runde um den Park gelaufen bin oder ein Wochenende in Heilschlamm gelegen habe, sitzt der Chef immer noch vor meiner Nase.

Der wesentliche Prozess ist eine Veränderung des Denkens. Wir betrachten unser Arbeitsumfeld oder den Chef als Umwelt. Dadurch befinden wir uns gedanklich in einem geschlossenen System. Ein böser Chef ist wie schlechtes Wetter. Aber beim Wetter sind wir nicht nur Opfer. Bekanntermaßen kann man sich auch wärmer anziehen. Oder woanders hinziehen, wenn uns das Klima nicht bekommt. Wir können daran arbeiten, uns innerlich zu schützen und dies als Chance zur eigenen Gestaltung zu begreifen. Dazu ist es nötig, aus den automatischen Reaktionsschemen auszubrechen.

Wird der Druck vielleicht auch von mir selbst erzeugt? Was erwarte ich von mir selbst in Konfliktsituationen? Welche Muster sind vielleicht durch mein Elternhaus oder meine Kindheit geprägt? Oder: Will ich zu viel? Brauche ich das größere Auto oder all die anderen Konsumgüter, die mich nur tiefer in die Abhängigkeit bringen? Ist der Job wirklich das Maß der Dinge? Wie gelingt es mir, mich innerlich davon abzukoppeln?

Nach drei Jahren ist die Beförderungseuphorie verflogen. Selbst in Australien. Auch die Sympathie für jemanden, der als Hoffnungsträger gekommen ist, als Reformer und Modernisierer, hat ihr Haltbarkeitsdatum. Deshalb beginnen aufstiegsorientierte Kollegen spätestens nach einem Jahr zu sondieren, wohin sie weiterziehen könnten. Sie kennen den Laden noch nicht richtig, da sind sie in Gedanken schon beim nächsten. So wie Leute, die sich auf einer Party mit dir unterhalten und über deine Schulter schauen, ob nicht noch jemand Interessanteres da ist. Optionsmenschen. Ihre Zahlen und Ergebnisse, ihre Personalentscheidungen sind im nächsten Job schon wieder vergessen. Ihre Strategien beherrschen das Arbeitsleben und machen es zu einer Optimierungszone, in der das Gefühl für angemessenen menschlichen Umgang eher hinderlich ist.

Googeln wir uns in den Wahnsinn?

Der Titel dieses Kapitels lautet: »Wie man sich selbst zum Patienten macht«. Ich glaube aus eigener Erfahrung, dass unser Anteil an der Krankheit nicht zu unterschätzen ist. Schließlich sind wir es selbst, die krank werden, die Krankheit ist Resultat unserer Lebensführung und unserer Einstellung dazu. Wie bestimmen wir uns selbst? Manchmal wird vorschnell psychologisiert. Doch ein Magengeschwür bleibt ein Magengeschwür, auch wenn die Ursachen nicht rein organischer Natur sind. Lange wurde über die sogenannte Krebspersönlichkeit spekuliert. Diese Annahme gilt als widerlegt. Warum glauben wir so leicht, in einem derart komplexen System wie dem Menschen gebe es für alles nur eine Ursache?

Wir reden bisweilen, als wären wir selbst schon Computer. Meine Festplatte ist voll. Wir werden ungeduldig, wenn nicht alles auf Mausklick sofort passiert. Wir selbst neigen dazu, unseren Körper als Biomaschine zu betrachten. Der Arzt? Ein Handwerker, der defekte Teile auswechselt. Da kann man auch gleich ins Internet gehen. In den USA, wo die Hemmschwelle für einen Arztbesuch wegen der Kosten erheblich höher ist, boomen derzeit die Arzt-Apps.

Leichtes Schwindelgefühl? Von der einfachen Antwort zum Anklicken bis hin zum »virtuellen Arzttermin« oder zur Konsultation über Skype ist alles möglich. Auch in Deutschland besuchen immer mehr Menschen Dr. Google. Und wir lesen Schlagzeilen wie »Die Todesangst klickt mit«. Die Informationsflut im Internet hat angeblich ein neues Krankheitsbild hervorgebracht: den »Cyberchonder«. Ein Kunstwort aus Cyberspace und Hypochonder. Es klingt so konstruiert, dass der Verdacht aufkommt, es handele sich hier um eine reine Medienerscheinung.

Immer wieder zitiert wird auch eine Untersuchung von Microsoft aus dem Jahr 2008, die das Suchverhalten nach Krankheiten im Internet auswertete. Eindeutiges Ergebnis: Die meisten Menschen schätzen ihre körperliche Verfassung schlechter ein, als sie tatsächlich ist. Vielleicht ist das erklärbar durch das allgemeine Grundgefühl des Ungenügens. Auf ihr medizinisches Wissen trifft das vielleicht zu. Das Internet macht nicht krank oder dumm. Nicht »Wissen ist Wahn«, wie eine andere Überschrift zum Thema sagt, sondern Halbwissen. In Sekunden vom Kopfschmerz zum Gehirntumor. Ein perfekter Nocebo-Effekt, für den nicht einmal mehr ein Arzt erforderlich ist.

Ich mache einen Selbstversuch und gebe »Bandscheibenvorfall« bei Google ein. Der erste Treffer ist Wikipedia, ein aktueller, sachlicher Übersichtsartikel, der viele Nebenaspekte des Themas elegant verbindet und mögliche Faktoren wie genetische Schwächen und einseitige Belastungen einbezieht. Er wird pro Monat etwa 70.000 Mal gelesen. Dann folgen die umfangreichen Rückenseiten des Magazins »Stern Gesund leben«. Der dritte, offenbar als Werbung positionierte Treffer fordert mich zu einem »Zwei-Minuten-Test« über meine Bandscheiben auf. Das Ergebnis verrät die Seite mir nicht. Tatsächlich soll mir hier eine beheizbare Massageliege verkauft werden, die ein paar tausend Euro kostet. Das ist das Spektrum: von kundigen und klugen Angeboten bis zu plumper Bauernfängerei.

0,5 Prozent der Bevölkerung sind Hypochonder. Wir leben seit Längerem mit dem Internet. Vermutlich googeln sich weniger Leute in den Wahnsinn als Journalisten, die Geschichten über das Thema schreiben. Bei echten Hypochondern vermutet die Psychoanalyse einen narzisstischen Hintergrund. Bei besonders ängstlichen Patienten ist es wohl eher das Bedürfnis nach einem hundertprozentigen Sicherheitsgefühl.

Diese Sicherheit gibt es nicht, nirgends. Wenn wir das akzeptieren, können wir beginnen, die Angst zu überwinden.

5. KAPITEL

Der selbst geschaffene Zwang

Sport als Show-Business

Etwa ein Jahr nach meinem Bandscheibenvorfall machte ich mich auf die Suche nach einem Ort für regelmäßige Leibesübungen. Es war Winter, mein Lieblingssee war zugefroren, daheim auf der Matte zu turnen erschien mir nach einem Tag am Schreibtisch nicht besonders reizvoll, mein Übungsrepertoire aus der sogenannten Krankengymnastik war überschaubar. Außerdem wollte ich nicht für mich allein strampeln. In unserem Viertel gab es ein Sportstudio, dessen lateinisch entlehnter Name Lebenskunst und geistige Gesundheit suggerierte. Beim Probetraining erzählte ich meine Geschichte und fragte nach einem Rückenspezialisten. So kam ich zu Frank Kwami.

Seine erste Frage: »Was willst du?«

Offener Blick, wacher Geist. Die Sonne schien ihm aus den Mundwinkeln.

»Ich will mich wieder richtig bewegen können. Ich hatte einen Bandscheibenvorfall.«

Frank ist eine strahlende Erscheinung, ein Meter neunzig an freundlicher Ruhe. Sein Vater stammte aus Ghana, seine Mutter aus Berlin. Er hatte ein Diplom in Sportwissenschaft mit dem Schwerpunkt Prävention / Rehabilitation. Danach fragte ich, weil ich in Fitness-Studios schon Bewegungsanleiter gesehen hatte, denen ich kaum mehr zutraute, als Eiweißgetränke anzurühren.

Wir suchten uns eine ungestörte Ecke, rollten eine Matte aus, einen Gymnastikball dazu. Frank erkundigte sich genau nach meinen Beschwerden, machte ein paar Funktionstests mit mir. Dann stellte er einen Trainingsplan zusammen. »Acht Übungen reichen für den Anfang«, sagte er.

Er zeichnete die Übungen mit Kugelschreiber auf ein Blatt Papier, mit kleinen Pfeilen, die mir Bewegungsrichtungen und Hebelwirkungen zeigten. Aus seinen Anleitungen sprach keine Forderung. Er gab mir nicht das Gefühl, einem Normwert entsprechen zu müssen. Zunächst erschienen mir Franks Übungen sogar eher wie ein Schonprogramm. Ich wollte doch wieder »richtig« Sport machen. Die Sorte Sport, bei der man sich spürt, schwitzt, keucht. Aber »richtig« bedeutete bei Frank nicht: sich bis an die Grenze zu verausgaben. Es ging um das Wiederentdecken von Muskeln und Bewegungen, die in meinem Alltag verlorengegangen waren, um Freude und Spiel.

Eine der ersten Übungen bestand darin, meine Füße so auf den Gymnastikball zu legen, dass meine Beine ungefähr einen rechten Winkel bildeten. Dann hob ich meinen unteren Rücken an. Schon die Entlastung war angenehm. Zu dieser Zeit konnte ich mich zwar wieder bewegen, doch nach einem langen Arbeitstag spürte ich meine Schwachstelle immer noch deutlich. Ich kämpfte nicht gegen den Schmerz, mittlerweile hatte ich gelernt, ihn einfach anzunehmen, als Signal. Nicht mehr und nicht weniger. Während ich mit rechtwinkligen Beinen auf dem Ball lag, begann ich mit den Knien nach rechts und links zu schaukeln. Vorsichtig, dann mit zunehmend größerem Bewegungsumfang. Ich drückte mich zunächst mit den

Armen am Boden ab, dann entdeckte ich, wie ich die Bewegung durch meine unteren Bauchmuskeln stabilisieren konnte. Ich tastete mich schließlich an eine seitlich gekippte Position heran, die noch stabil zu halten war, und hielt sie. Anfangs nur 30 Sekunden. Unspektakulär, aber wirkungsvoll durch die Kombination aus der Entlastung für den unteren Rücken und koordinierter Ansprache meiner Rumpfmuskeln. Einige freuten sich, endlich mal wieder arbeiten zu dürfen, und bedankten sich mit einem zarten Muskelkater.

Ich verstand, warum Franks Rückengymnastikstunden immer voll waren. Er schaffte es, jeden zu motivieren. Schon in der bloßen Gegenwart eines Menschen, der sich so leicht und selbstverständlich bewegt, möchte man nicht zusammenfallen wie ein schlaffer Sack. Man richtet sich nahezu automatisch auf. Aber es war keine militärisch steife Aufrichtung, es erschien mir eher wie ein Erwachen, bei dem man einigen schon länger schlafenden Körperpartien freundlich guten Tag wünschte. Wer mit ihm ins Theraband griff oder in den Seitstütz ging, fühlte sich nachher heiterer, gelöster, leichter.

Das Sportstudio mit dem lateinisch entlehnten Namen zählte zu den besseren Adressen. Schauspieler, Regisseure, Musiker, Schriftsteller und Angehörige sonstiger Kreativbranchen suchten hier Ausgleich. Eine scheinbar heile Welt, immer der richtige Duft in der Sauna. Nach ein paar Monaten kam der Tag, als ich hinter diese Fassade schaute. Es war der 23. Dezember, als Frank mir erzählte, ihm sei gerade gekündigt worden. Fristlos.

Angebahnt hatte der Konflikt sich schon länger. Die Geschäftsführung fand, dass Frank nicht offensiv genug verkaufte. Es ging um das »Special Training«, die Einzelstunden mit einem Trainer. Sie sind ein lukratives Geschäft für

Sportstudios – und für manche ihrer Kunden auch ein Statussymbol. Frank wollte nicht jedem diese teure Option aufschwatzen. Er war immer ansprechbar, zeigte Übungen, Techniken und war schon im normalen Gespräch ein wandelndes Rückenbuch. Eins, in dem er selbst mit einem Lächeln blätterte. Seine Kollegen hatten ihn immer wieder gewarnt: Du bist zu gut, du gibst den Leuten zu viel, dann wollen sie kein Personal Training mehr buchen. Nun war sein Lächeln ermattet.

Am 23. Dezember jemanden zu feuern, zeugte in meinen Augen von einem groben Mangel an Umgangsformen. Selbst für Behörden und Finanzämter gilt der »Weihnachtsfrieden«. Ich ging zum Empfangstresen, um ebenfalls zu kündigen, meine Mitgliedschaft – und dann mit Frank ein Bier trinken. Als ich erfuhr, wie schlecht selbst gute Trainer in guten Studios bezahlt werden, verstand ich, warum kommerzielle Fitness-Betriebe, wie er manchmal sagte, »eine besondere Form von Show-Business« sind.

Für Frank erwies sich die Kündigung als Chance. Er begann genau das zu tun, was er am besten kann: Training im persönlichen Kontakt. Statt sich im Intrigenstadl eines Betriebes zu verschleißen, konzentrierte er sich nun ganz auf seine Klientel und wurde zu einem der gefragtesten Personal Trainer in Berlin. Und es war, um den klassischen Satz an dieser Stelle ohne Ironie zu gebrauchen, der Beginn einer wunderbaren Freundschaft.

Die Welt bewegt sich, ich bewege mich mit

Wir gingen Badminton spielen. Frank spielte früher in der Nationalmannschaft von Ghana. Auf dem Platz mit ihm und seinem Bruder Karl ging es nie ums Gewinnen. Das wäre aussichtslos gewesen. Meine Bestleistung gegen Frank war, 21:7 zu verlieren, nachdem ich ihn gebeten hatte, mich nicht zu schonen. Meist zeigte er uns Tricks und taktische Kniffe, wann man lang oder kurz spielt, wie man den Überblick behält. Badminton ist ein schneller Sport, der Spaß erhöht sich durch die vielen Finten, mit denen man den anderen dazu bringt, in die falsche Richtung zu laufen. Man täuscht beispielsweise mit dem Körper eine Bewegung in die eine Richtung an, knickt im letzten Moment aber das Handgelenk ab und schlägt den Ball in die andere Richtung. Komplexe Bewegungsabläufe, abrupte Stopps und Richtungswechsel.

Ich war froh, wenn mir hinterher nichts wehtat. Und wenn, war es nur ein Muskelkater. Mein Rücken machte all das bereits klaglos mit. Ein Grund dafür dürfte in dem immensen Spaß liegen, den wir hatten. Oft waren unsere Täuschungsmanöver so überraschend und ausgekocht, dass wir vor Lachen kaum den Ball trafen. Erwachsene Männer im Zustand einer Rasselbande von 14-Jährigen.

Im nächsten Sommer fuhren wir raus an den See. Frank war kein übermäßig ambitionierter Schwimmer. Wir packten unsere Sachen in wasserdichte Rucksäcke, schwammen hinüber zu einer Insel in der Mitte des Sees. Vielleicht 500 Meter. »White men can't jump, black men can't swim«, stellte er fest, als er sich das Wasser aus den Ohren schüttelte. Frank konnte Bewegungsmuster anderer Leute bis ins Detail analysieren; er hatte auch kein Problem damit, eine eigene Schwäche zu benennen. Von seiner heiteren Gelassenheit habe ich gelernt.

Für uns alle, die wir nirgendwo siegen müssen, ist Bewegung nicht primär ein Weg zur Bestätigung unseres Egos. Durch Bewegung setzen wir uns ins Verhältnis zur Welt. Die Welt bewegt sich, wir bewegen uns mit. Was lebt, ist in

Veränderung. Es geht um den Prozess, um die Einsicht, dass auch Gesundheit oder Glück sich nicht festhalten lassen, sie können nur jeden Tag erneut gelingen. Sonst wären sie leblos wie Schmetterlinge, die man aufgespießt unter Glas aufbewahrt.

Raus aus dem Dispo

Gerade die einfachen Lösungen sind es, die uns am häufigsten angeboten werden. Soll ich mir eine »Bandscheibenmatratze« kaufen? »Bandscheibenschuhe«? Besonderer Dank auch an diejenigen, die sich die Mühe machen, eine Liste »rückenfreundlicher Hotels« ins Internet zu stellen. Auch sie mag als Placebo im Sinne von Norman Cousins ihre Berechtigung haben; wenngleich die Grenze zum angstgesteuerten Vermeidungsverhalten hier nur noch hauchdünn schimmert.

Neben der Zubehörindustrie mit ihren Spezialgeräten bereichern das Leben des Schmerzgeplagten besonders jene unschätzbaren Regalmeter von Ratgeberbüchern. Aus ihnen soll zu erfahren sein, was vermeintlich gut oder böse für den Rücken ist. Oder gleich für das Leben insgesamt. Jemand, der den Bezug zu sich selbst verloren hat, findet vielleicht Anhaltspunkte, wohin das Fragen und Denken weitergehen könnte. Jeder Schritt Richtung Selbsterkenntnis ist ein Fortschritt. Doch genau davon lenken viele dieser Titel ab, indem sie die Welt in Schwarz und Weiß unterteilen.

Manche von ihnen sind Bibeln des positiven Denkens, nach deren Lektüre man zu dem Schluss kommen könnte: Ich bin selbst schuld, wenn ich unglücklich oder krank bin. Ich habe mich nicht genug angestrengt. Im Zusammenspiel mit der enttäuschten Hoffnung auf Heilung können solche Gedanken erst recht unglücklich oder krank machen. Es liegt auf der Hand, dass Gesundheit und Glück zu einem großen Teil Ergebnis meiner Entscheidungen und meines Lebensstils sind. Bei Schmerzgeplagten, die versuchen, alles überkorrekt zu machen, werden oft Ratlosigkeit und Verzweiflung sichtbar. Dabei braucht jemand, der krank ist, genau das zuerst: den Glauben an seine eigene Kraft, um seine subjektiven Energien zu mobilisieren.

In unserer Welt scheint es einfach wie nie zuvor, Glück und Zufriedenheit zu erlangen. Man hat alle Möglichkeiten, braucht nur die richtige auszuwählen. Ganz einfach per Mausklick. Also plagen wir uns ab, glücklicher, zufriedener, erfolgreicher zu werden. Optimieren Geist und Körper. Bis zum Gehtnichtmehr. Jeder eine Ich-AG, die Stimmung ein Geschäftsklimaindex, der Körper Humankapital.

Dauernd appelliert die Werbung an den Egoisten in uns, der clever spart, sich Vorteile sichert, sich durchsetzt. Egoist zu sein erscheint vollkommen normal. Im Gegenteil: Wer es nicht ist, gilt als dumm. »Ich und mein Magnum«. Banken sind »unvergleichlICH«. Sogar Autos sind »unterwegs zum Ich«.

Je mehr das Ego in den Vordergrund rückt, desto mehr verliert paradoxerweise der Einzelne den Kontakt zu sich selbst und zur Welt. Je mehr sich der Einzelne mit sich selbst beschäftigt, desto mehr neigt er dazu, Kleinigkeiten überzubewerten, jedes Wehwehchen löst Alarm aus. Menschen mit längerer Konsumerfahrung durchschauen natürlich, dass mit »Ich« hier keineswegs die wunderbare, unverwechselbare Persönlichkeit jedes Einzelnen gemeint ist; von jeher gehört es zum Grundwissen geschickter Verkäufer, das Eigeninteresse des Käufers anzusprechen. Wenn man es umkehrt, kann man »Ich« also mit der Aufforderung

»Kaufe« übersetzen. Was wir kaufen, ist logischerweise keine Ich-Stärke, sondern höchstens eine Illusion davon.

Wer alles auf sich bezieht, für den wird alles auch eine Frage der individuellen Leistungsfähigkeit. Krankheit ist dann ein persönliches Versagen, das nicht dem Bild des niemals resignierten Optimalmenschen entspricht. Aber genau das ist mittlerweile Makulatur: Nie zuvor gab es so viele Depressive und Burn-out-Fälle wie heute. Fast zehn Prozent der Deutschen leiden an behandlungsbedürftigen Ängsten. Der Burn-out ist so etwas wie eine Regierungskrise in der Diktatur der Effizienz.

Die am weitesten verbreitete Krankheit der Gegenwart ist geringes Selbstwertgefühl. Wir leben permanent im Dispo, in einem Zustand vermeintlichen Ungenügens, dem wir nur durch Zurüstung mithilfe von Konsumgütern entkommen. Von klein auf wird uns beigebracht, Projektionen unserer selbst zu erschaffen. Typischerweise benötigt man dazu immer irgendwelche Dinge. Schuhe, Kleidung, Handtaschen, Sonnenbrillen, Autos. Die Liste lässt sich beliebig erweitern.

Wenn man jemanden mit solchen Identitätsprothesen sieht, kann man daran ablesen, wie er gern wäre, nicht, wie er tatsächlich ist. Das ist normal in der Pubertät, wenn Teenager ihre Rollen ausprobieren. Es ist schön anzuschauen bei echten Individualisten.

Ich will hier kein Plädoyer für Einheitsgrau halten. Hingegen bei Erwachsenen mit eher konfektioniertem Geschmack kann ich oft nicht über die Anstrengung hinwegsehen, mit der jemand etwas darzustellen versucht, besonders bei teuren Statussymbolen. Es erinnert mich an Naturvölker, die glauben, wenn sie zum Beispiel das Fell eines Leoparden tragen, gehe auch die Kraft und Schnelligkeit des Tieres auf sie über.

Wir müssen alle keine Helden sein. Wir dürfen auch mal klein, zaghaft, durchschnittlich bleiben. Ein altes Auto fahren, einen Bauch haben. Wir können wachsen und jenen stoischen Lebensmut entwickeln, den der Dramatiker Samuel Beckett einst in der knappen Formel »Besser scheitern« zusammenfasste.

Wie lernt man ein Instrument zu spielen? Mit Geduld. Ein Pianist übt sein Leben lang. Mit zunehmender Erfahrung und Geläufigkeit werden seine Bewegungen ökonomischer, er kennt sein Instrument besser, er kennt sich selbst besser, er ertappt sich beim Mogeln und gesteht sich auch das ein. Und er weiß: Mit Druck geht gar nichts. Er klappt einfach jeden Tag den Deckel auf und spielt.

Laufend gute Vorsätze

Anfang Januar, es sind die ersten Tage des neuen Jahres. Frank und ich gehen eine Runde um den Schlachtensee im Grunewald. In den Gärten mancher Villen am Südufer leuchten noch Weihnachtslichter. Nach einigen Tagen mit strengem Frost ist es wärmer geworden. In der Mitte des Sees liegt eine riesige, abtauende Eisscholle. Eigentlich wollten wir joggen, doch Frank hat sich vor zwei Wochen den Fuß umgeknickt, als er am Ende eines langen Arbeitstages versuchte, eine S-Bahn zu erwischen, mit dem Fahrrad auf der Schulter. Er könnte schon laufen, aber es ist klüger, noch eine Weile zu warten. Ein Spaziergang.

»Alle sagen mir, ich soll mich bewegen. Bloß wie?«

»Auch der Arzt meint es gut, wenn er sagt: Sie müssen sich bewegen. Das beherzigen dann auch fast alle. Aber sie sind verunsichert. Was heißt das schon: Sich bewegen? Manche sind so verängstigt, dass sie gar nicht mehr wissen, wie sie sich bewegen sollen. Oft wird das Schmerzbild dadurch noch verstärkt. Der Arzt rät mir, mich zu bewegen. Und ich bin nicht einmal dazu in der Lage. Ich bewege mich und es schmerzt noch mehr. Manche Leute werden dann lethargisch, passiv, verzweifelt.«

»Wie entkommt man dieser Spirale?«

Schmerzfrei zu werden ist der erste Schritt. Wenn es den Leuten besser geht, begreifen sie oft, dass der Weg noch nicht zu Ende ist, bloß weil die Schmerzen weg sind. Viele erkennen, dass sie weitermachen müssen. Das Leben ist ja hoffentlich noch lang.

»Laufen derzeit viele Klienten mit dir?«

»Momentan: drei. Manchmal sind es auch zwei an einem Tag. Ich habe mal eine Frau trainiert, die sich auf den Marathon vorbereitete. Sie war wirklich gut. Wenn ich mit ihr gelaufen bin, war ich für den Rest des Tags bedient.«

»Warum bucht dich jemand als Trainer, der in der Lage ist, einen Marathon zu laufen?«

»Das ist nicht unbedingt eine Frage der Fitness, oft ist noch eine kleine Beschwerde dabei. Ein belastetes Kniegelenk oder an der Hüfte stimmt etwas nicht. Dann laufen wir und ich versuche, an der Technik zu feilen. Wenn es beim Laufen um mehr geht als nur ums Ankommen, geht es um Bewegungsökonomie. Zum Beispiel, wenn jemand unbedingt die vier Stunden beim Marathon knacken will. Manchmal sind es nur Kleinigkeiten, die Art, wie man den Fuß aufsetzt, oder die Schrittlänge. Kürzlich bin ich mit jemandem gelaufen und habe selbst Schmerzen in der Wade bekommen. Wenn ich das spüre, muss ich mehr mit dem Fuß arbeiten, um die Wadenmuskeln zu entlasten. Viele Leute, die laufen, setzen den Fuß einfach auf, aber im Moment des Aufpralls ist keine wirkliche Spannung da.«

»Wie viele Kilometer waren das?

»Vier Kilometer. Unser Ziel ist nicht unbedingt die Distanz. Sondern die Frage: Wie hoch ist die Anstrengung? Es gibt Tage, da ist er richtig geschafft. Dann überlegen wir: Was war davor? Wann war die letzte Mahlzeit? Wie hat er geschlafen? Ärgert er sich über irgendwas? Es geht darum, dass jemand etwas über sich selbst lernt, und eine Situation zu schaffen, bei der er möglichst wenige Widerstände überwinden muss.«

»Die Einstellung beeinflusst die Haltung.«

»Wenn man schlecht drauf ist, hängt man herum, stresst seine Rückenmuskeln, die sind dann schon ermüdet. Dann läuft man und hat komische Schmerzen im Rücken. Einfach weil die Muskeln nicht mehr so frisch sind. Dann gibt es die Einflüsse von Wetter, Dunkelheit, Helligkeit. Es ist nie derselbe Lauf.«

»Es gibt den Satz: Don't run to get fit, get fit to run! Also: Werde erst mal überhaupt fit fürs Laufen.«

»Das ist auch meine Art, mit den Leuten zu laufen. Anstatt mit einem Kaltstart loszulegen, beginne ich immer mit einer Walking-Phase, um verschiedene Adaptionsprozesse in Gang zu setzen. Dann gewöhnen sich die Gelenke, Sehnen und Muskeln an die Belastung.«

»Du bist in deiner Jugend Cross-Country gelaufen.«

»Barfuß. Wir hatten damals in Ghana keine guten Laufschuhe und wir haben festgestellt: Es ist besser ohne. Dadurch hat man eine bessere Körperspannung und kommt mehr auf dem Vorderfuß auf. Stell dir vor, du würdest mit der Ferse auf einem spitzen Stein aufkommen. Das täte weh. Wenn man barfuß über Steine läuft, versucht man fast zu schleichen wie eine Katze. Nur ganz leichter Bodenkontakt. Deshalb entwickelst du barfuß eine höhere Körperspannung. Und hast automatisch eine größere Schrittlänge. Ganzfuß-Abroller machen kürzere Schritte.«

»Können deine Klienten sich vorstellen, barfuß querfeldein zu laufen?«

»In Deutschland in der Großstadt könnte ich mir das auch nicht vorstellen. Auf dem Land in Ghana liegen keine Scherben herum, da trifft man höchstens Skorpione.«

Manchmal finde ich Joggen einfach praktisch und unkompliziert, besonders, wenn ein arbeitsreicher Tag zu wenig Zeit für andere Aktivitäten lässt. Aus mir wird kein Wunderläufer mehr. Ich bin zu groß und zu schwer. Mein Lauftempo liegt nur knapp über dem, was in verkehrsberuhigten Zonen als Schrittgeschwindigkeit gilt. Ich trabe gern mal eine Runde durch den Park und lasse auch meine Gedanken laufen. Früher taten mir danach manchmal die Knie weh.

»Seit du mir erklärt hast, wie anders das Laufen auf dem Vorderfuß sein kann, habe ich meinen Laufstil schrittweise umgestellt. Anfangs ging es nur ein paar Minuten, dann bin ich wieder über die Fersen gelaufen. Aber dann wurde es immer leichter.«

»Die Umstellung eines Bewegungsmusters braucht Zeit. Außerdem verändert sich der Kapsel-Bandapparat langsamer als Muskeln.«

»Der ganze Stress durch den harten Aufprall entfällt. Außerdem kann ich mehr Kraft aus dem Rumpf und den Oberschenkeln holen. Die ganze Körperspannung ist anders. Manchmal habe ich fast das Gefühl zu tanzen.«

»Durch die bessere Federung werden auch deine Bandscheiben besser ernährt. Bei manchen Fersenläufern ist der Aufprall so hart, dass es sogar zu einer Belastungsinkontinenz kommt. Die flektorische Anspannung führt zu einem dauerhaft hohen Tonus und dann zur Ermüdung des Beckenbodens; das geschieht übrigens auch durch einseitiges Bauchmuskeltraining. Oft kaufen die Leute sich Einlagen, statt über die Ursache nachzudenken. Darüber zu sprechen ist vielen peinlich.«

Der Uferweg des Schlachtensees in Berlin ist eine beliebte Jogging-Autobahn. Zu manchen Zeiten kann man kaum normal spazieren gehen. Spaziergänger scheinen für Läufer hauptsächlich bewegliche Hindernisse zu sein. Besonders heute. Der Weg ist matschig, große Pfützen, vor denen es sich staut, dazwischen immer noch eisglatte Stellen. Familien und Paare riechen nach den Parfums, die unterm Weihnachtsbaum lagen. Hunde tollen um sie herum. Kinder rennen auf Enten zu. Dazwischen Läufer mit guten Vorsätzen. Thermolaufkleidung. Dampfende Atemfahnen in der Winterluft. Einige tragen piepende Chronometer an den Handgelenken, die ihren Herzschlag überwachen. Manchmal bilden sich Verfolgerfelder etwa gleich schneller Läufer, nicht aus Gemeinsamkeit, sondern weil jeder in seinem Tempo bleiben will, Kraft oder Platz aber nicht für ein zügiges Überholen ausreichen. Wenn zwei solcher Rudel aufeinandertreffen, wird es eng.

»Ein Personal Trainer ist auch ein Statussymbol …«

»Es gibt Trainer, die sich nur an Prominente halten und entsprechend teuer sind. Damit kann man auch angeben. Wenn einer sagt, ich bin beim Tonio, dann möchte jeder zum Tonio. In einem Fitness-Studio, wo sich die Promiwelt trifft, zeigt man damit auch, dass man es sich leisten kann. Aber beim Training geht es nicht um den äußeren Anschein. Gute Übungen müssen auch nicht spektakulär sein. Es geht darum, etwas zu lernen, was nur in der Begegnung mit einem Trainer möglich ist. Manchmal bringe ich ein Skelettmodell mit, manchmal nur einen Fuß oder eine Schulter, um zu zeigen, wie die Gelenke aussehen. Es ist erstaunlich, wie viele Leute seit der Schulzeit vergessen haben, wie ihr Körper aufgebaut ist. Etwa wie die Fußknochen angeordnet sind.«

»Das Bild der Bewegung trainiert die Bewegung?«

»Die Vorstellungskraft spielt eine große Rolle. Was bedeutet das: Ich richte mein Becken auf? Das kann man besser verstehen, wenn man etwas Plastisches sieht. Oder wenn ein Mensch den Arm anhebt: Das ist eine komplexe Roll-Gleit-Bewegung für die Schulter. Wenn man das im Modell sieht, versteht man: Aha, wenn ich in ein Studio gehe und mich da in ein Gerät setze, das eine starre Achse hat, in der diese Roll-Gleit-Bewegung gar nicht berücksichtigt wird, dann bin ich gezwungen, mich nach dem Gerät zu richten. Dabei werden die Aktivitätsmuster der Muskeln verändert und ihr natürliches Zusammenspiel gestört. Wenn jemand Nackenprobleme hat, etwa durch falsche Haltung, kann es dadurch auch schlimmer werden statt besser.«

»Man denkt, man geht ins Fitness-Studio, tut etwas Gutes und erreicht das Gegenteil.«

»Es gibt Klienten, die sagen: Komisch, das hat mir noch nie jemand erzählt.«

»Wahrscheinlich kann man jahrelang am Ziel vorbei trainieren.«

»Das kann passieren, wenn man nur eine Anleitung bekommt und sie ausführt, ohne darüber nachzudenken. Wenn in einem Kurs 30 Leute stehen und vorn turnt einer vor, kann er nicht jeden einzeln ansprechen und sagen: Du solltest besser auf deine Hüfte aufpassen. Die Kursteilnehmer bekommen im besten Fall eine Bedienungsanleitung. Da ist der Lernprozess langsamer.«

»… ewig im Fitness-Studio, trotzdem ändert sich nichts.«

»Ein Ehepaar im Rentenalter, das ich betreue, ging lange Zeit in ein Rückenstudio, nur Gerätetraining. Ohne Ergebnis. Andauernd Rückenschmerzen. Beide. Viele Übungen haben sie einfach nur gemacht, weil man es ihnen sagte.

Ohne Erklärung, was es bezweckt. Kommilitonen von der Uni, die in solchen Studios gearbeitet haben, sagten mir, sie mussten dort alles vergessen, was sie gelernt haben.«

»Wie vermittelt man jemandem, dass er etwas falsch macht, ohne ihn zu entmutigen?«

»Das ist delikat. Einmal musste ich einer Frau sagen, dass sie im Sitzen eine ziemliche Wampe hat. Das lag daran, dass sie sich einfach in den Stuhl fallen ließ und ihre Muskeln komplett erschlafften. Sie erschrak und versteckte den Bauch sofort. Aber es lag daran, dass sie Asthmatikerin war. Wenn man nur oben atmet, entwickelt man so einen Vorbauch. Einen Asthmatiker kann man nicht einfach umstellen. Nur, wenn man es immer wieder mit in die Übungen einfließen lässt, steigert sich die Aufmerksamkeit. Sie hat dann allmählich einen stärkeren Tonus in der Bauchmuskulatur entwickelt und der Bauch wurde kleiner. Solche Details kann man nur schonend und verbindlich besprechen, wenn man genug Zeit miteinander hat.«

»Hast du zurzeit viele Rückenpatienten?«

»Das ist der häufigste Grund, warum Leute zu mir kommen. Oft nehmen sie schon lange Zeit Schmerzmittel und haben eine langwierige Geschichte, die sie verzweifeln lässt.«

»Ändert sich umgekehrt mit der körperlichen auch die innere Haltung?«

»Es gab einen älteren Herrn von 69 Jahren, der lief ganz gebückt, den Blick zu Boden gerichtet. Er nahm ständig Schmerzmittel und war durch den Schmerz auch psychisch angegriffen. Nach zwei Jahren Training habe ich ihn so weit, dass er aufrecht steht und keine Tabletten mehr nimmt. Er hat für sich Strategien entwickelt, wie er bestimmte Spannungsmomente im Alltag lösen kann. Wie er atmen und sich lockern kann. Das weiß er jetzt alles von selbst.«

»Du bringst die Leute dazu, sich selbst besser kennenzulernen.«

»Ich sage ihnen: Mit mir geht ihr wieder in die Schule. Die Körperschule. Körperbewusstsein ist Selbstbewusstsein.«

»Wie weckst du dieses Bewusstsein nach längerem Schlaf?«

»Manchmal gebe ich jemandem eine kleine Aufgabe: Beobachte mal, wie die Leute auf der Straße ihre Arme schwingen. Und dann stellen sie fest, wie viel unterschiedliche Arten es gibt, die Arme zu schwingen. Manche benutzen ihre Arme gar nicht. Früher habe ich gern auf einer Parkbank gesessen und die Leute beim Gehen beobachtet. Wenn man jemandem über 20 Meter beim Gehen zuschaut, kann man an der Art, wie sich sein T-Shirt am Rücken kräuselt, erkennen, welcher Teil der Wirbelsäule am stärksten belastet ist. Wenn jemand den Oberkörper nicht einsetzt, um den Schwung der Schultern zu nutzen, da wo die Wirbelsäule am beweglichsten ist, dann bleibt er steif. Der Körper will aber diesen Schwung holen. Dann holt er ihn sich aus Regionen, die gar nicht dafür geeignet sind. Also weiter unten im Bereich der Lendenwirbelsäule. Die Schulung der Aufmerksamkeit und Beobachtung von Bewegungsabläufen ist entscheidend. Jemand kann beim Training eine Übung mit 50 Wiederholungen richtig machen, aber im Laufe einer Woche macht er sie 2.000 Mal falsch. Da ist klar, welches Bewegungsmuster sich durchsetzt.«

»Gibt es auch ehrgeizige Klienten, die du bremsen musst?«

»Zum Beispiel die Marathonläuferin, von der ich gerade sprach. Sie nahm unvorteilhaft ab. Eigentlich war sie schon schlank, aber sie wollte laufen wie eine Kenianerin.«

Marathonsieger aus Afrika sind ein Leitbild für Läufer überall auf der Welt, nicht nur am Schlachtensee. Der Äthiopier Haile Gebrselassie etwa stellte 26 Weltrekorde auf, darunter auch den für die Marathonstrecke.

Ich traf ihn, nachdem er zum vierten Mal den Berlin-Marathon gewonnen hatte. Seine Zeit liegt knapp über zwei Stunden, er läuft also etwa so schnell wie jemand, der zügig mit dem Fahrrad fährt. Zwei Stunden lang.

Man sagt Gebrselassie nach, er laufe »von innen heraus«. Ich hatte ihn etwa an der Streckenmitte beobachtet und gesehen, wie er mit der Hitze kämpfte. Er sagte: »Da habe ich gemerkt, dass ich etwas zu schnell war. Mein bestes Messgerät ist mein Körper. Ich kann mich immer auf mein Gefühl verlassen. Ich spüre genau, welche Zeit ich laufe, auch ohne Stoppuhr. Ich laufe immer so, wie ich mich fühle. Letztlich ist ein Herzfrequenzmesser nur eine bessere Stoppuhr. Ich höre lieber auf die Signale meines Körpers.«

Aus Gebrselassies Heimatstadt stammt eine Handvoll weiterer Weltklasseläufer. Assela, so heißt sie, liegt südlich von Addis Abeba auf 2.400 Metern Höhe. Gebrselassie absolvierte von seinem ersten Schultag an ein konsequentes Höhentraining: Er lief jeden Morgen zehn Kilometer zur Schule. Und wieder zurück. Barfuß. Erst mit 16 Jahren zog er zum ersten Mal Laufschuhe an.

»Mein Weg führte durch eine wunderschöne Landschaft, ich lief durch einen Wald, durchquerte einen Fluss und sah viele Tiere, vor allem Vögel und Gazellen. Im Winter, wenn es morgens noch dunkel war, mussten wir uns zu mehreren Kindern zusammentun, denn im Dunkeln trafen wir häufig auf Hyänen.«

Den Schulweg sieht man heute noch an Gebrselassies Laufstil. Er holt mit dem linken Arm nicht so weit aus wie mit dem rechten. In der linken Hand hielt er immer die Bücher.

»Auf welchen Fall in letzter Zeit bist du besonders stolz?«

»Ich hatte eine junge Klientin, 19 Jahre alt, Tochter eines Großindustriellen. Sie hatte ein Hüftproblem und ging in eine private Klinik, die wollte die wohlhabende Patientin sofort operieren. Sie sagte intuitiv: Dafür bin ich noch viel zu jung. Durch unser Training haben wir eine Operation vermieden.«

»Trainierst du noch mit ihr? Kannst du Fortschritte sehen?«

»Danach war das Training für sie beendet. Und das war auch in Ordnung. Ein Trainer sollte die Leute nicht von sich abhängig machen. Aber ein älterer Mensch hätte eher gesagt: Ich mache noch eine Weile weiter.«

»Würdest du generell davon abraten, in ein Sportstudio zu gehen?«

»Den Unwissenden oder Unbedarften. Manchmal komme ich an dem Schaufenster eines Billig-Studios vorbei. Wenn ich da die Leute an den Geräten sehe, weiß ich schon, was sie später für Schmerzen haben werden. Die meisten beschränken sich ja auf das Krafttraining an Geräten und meinen, das sei Sport. Manchmal denke ich: Wenn du wüsstest, was dein Hüftgelenk alles kann, und du machst nur eine einzige Bewegung. Da entsteht ja ein Missverhältnis. Einzelne Muskeln werden dominant, die eigentlich im Verband mit anderen Muskeln arbeiten. Dann ist das Gelenk nicht mehr richtig zentriert. Wenn jemand dann komplexere Bewegungen versucht, klappt das nicht mehr so gut. Dann zieht ein einzelner Muskel zu stark oder zu früh. Und schon ist die Bewegung nicht mehr rund.«

»... die McFit-Motorik ...«

»Ich habe mal in einem kommerziellen Studio als Sportlicher Leiter gearbeitet und die Neukunden in Empfang genommen. Ich fragte jeden: Was willst du? Die Antworten waren fast immer identisch. Männer wollen dicke Oberarme und breite Schultern, Frauen einen flachen Bauch und einen festen Po. Dann soll man ehrlich sein und sagen: Das ist Kosmetik, aber kein Sport.«

»… man möchte aussehen wie die Leute im Fernsehen, vor dem man gerade trainiert …«

»Wenn ich mich in ein Gerät setze und um 17:00 Uhr die Soap anschaue, schaue ich die Soap und überlasse das Denken dem Gerät. Damit entwickele ich keine Körperintelligenz. Hinterher geht man raus und hat das Gefühl, etwas getan zu haben, aber weiß man, was man getan hat? Auf einem Ball zu balancieren und gleichzeitig fernsehen geht nicht. Wer intelligent trainiert, findet die Übungen so spannend, dass er keine Maschinen und keinen Fernseher braucht.«

»Es gilt oft noch: Viel hilft viel. Besonders: viel Leiden.«

»So wie im Profifußball. Da hieß es immer: Gras beißen. 2006 wurde Jürgen Klinsmann mit seinem Team belächelt, weil sie mit Therabändern und Gummibällen arbeiteten. Die Übungen hielt man für Ballett-Tänzchen. Klinsmann hat recht behalten. Seine Spieler waren schneller, agiler und seltener verletzt.«

»Welcher Profisportler macht in deinen Augen so gut wie alles richtig?«

»Roger Federer ist so ein Fall. Sehr hohe Bewegungsqualität, super Technik. Wie er ausholt und den Körper einsetzt. Er hat eine perfekte Bewegungsökonomie und schöpft die Dreidimensionalität perfekt aus, indem er sich in die Bewegungen hinein verschraubt. Wenn man ihn verglich mit Nadal und dessen kraftraubendem Spiel, wurde klar: So wie Nadal spielte, verschliss er sich. Federer kann noch lange auf hohem Niveau spielen. Auch Muhammed Ali hatte ein intuitives Gespür für die Spiralstrukturen des menschlichen Körpers. Er hat sogar einen eigenen Schlag entwickelt: den ›Screwdriver‹. In dem Moment, wo er den Gegner traf, verschraubte er den Arm und drehte die Faust, um auch das letzte bisschen Energie zu mobilisieren. Außerdem tat der Schlag besonders weh und demoralisierte den Gegner. Durch die Drehung fühlte es sich für den Gegner an wie 1.000 Stiche, daher sein Motto: ›Fly like a butterfly and sting like a bee.‹«

»Wie kann ich diese Energie im Alltag nutzen?«

»Mancher bemerkt erst, wie leicht sich bestimmte Bewegungen führen lassen, wenn man ihm die natürliche verwrungene Struktur unseres Muskelapparates zeigt. Kinder machen vieles noch automatisch richtig. Dann sorgt die Umwelt dafür, dass wir unsere optimalen Bewegungsmuster verlernen. Bei Erwachsenen sind dann oft alle Schrauben verstellt. Sie merken es nicht und sitzen wie Schildkröten vor dem Computer. Ich bin mal gespannt, welches Beschwerdebild der neue Touchscreen von Windows produzieren wird.«

Ende unserer Runde. Statt sonst 35 Minuten haben wir eine Stunde für die etwas mehr als fünf Kilometer gebraucht. Eine gute Zeit. Wir kommen wieder zum Parkplatz. Immer neue Läufer und Spaziergänger strömen jetzt herbei. Hauptverkehrszeit. Schnell weg.

6. KAPITEL

Der tägliche Schein

Wie sieht es auf der anderen Seite aus? Wir erleben Ärzte immer nur in Weiß. Im Sprechzimmer oder im Fernsehen.

Was geht in ihnen vor? Was denken sie, wenn sie die absurden, ständig wechselnden Vorschriften des Gesundheitssystems befolgen müssen? Wie verwalten sie den Mangel, wie vertreten sie das gegenüber sich selbst und ihren Patienten? Wie gehen sie mit ihrer eigenen Überforderung um?

Hier spricht Orthopäde IV, niedergelassen in einer deutschen Großstadt. Er nennt seinen Namen nicht. Einige seiner Gedanken sind unpopulär.

Was ein Orthopäde seinen Patienten nicht sagt

Neulich hat mich ein Mann auf der Straße angesprochen: »Sie sehen aus wie mein Orthopäde. Haben Sie vielleicht einen Bruder?«
Ich antwortete: »Nein, ich bin es selbst.«
»Ach! Im Sprechzimmer habe ich Ihr Gesicht gar nicht richtig gesehen, weil Sie immer nur auf den Computer geguckt haben.«
»Aber ich habe Sie doch untersucht.«
»Da haben Sie mich auch nicht angeschaut, sondern meinen Rücken.«
Das hat mir zu denken gegeben.
Und es stimmt, ich habe relativ wenig Kontakt zu meinen Patienten, ich meine: von Angesicht zu Angesicht. Was zwischen dem Patienten und mir steht, ist: der Computer. Er wird gefüttert mit all

diesen – teilweise sinnlosen – Informationen, die ich nur deswegen eintippe, weil ich jedes Mal genau dokumentieren muss, was der Patient gesagt hat und was ich untersucht habe. Dokumentation ist wichtiger als alles andere. Wenn ich nur dokumentiere und gar nicht untersuche, bin ich sicherer, als wenn ich untersuche. Der größte Fehler, den ich machen kann: nur untersuchen und nicht dokumentieren. Das ist einfach irrsinnig. Ich verstehe natürlich den Wunsch nach Kontrolle, wenn man für eine Leistung bezahlt. Aber es ist irre, was an Dokumentation verlangt wird. Damit verbringe ich etwa die Hälfte meiner Arbeitszeit. Der zweite große Anteil ist Psychologie.

Früher war der Orthopäde für richtig wilde Geschichten zuständig: Fehlbildungen, X- und O-Beine, Skoliose, Arthrose, Hüftdysplasie. Das ist seltener geworden. Wenn jemand eine massive Fehlbildung hat, kommt er selten zu einem niedergelassenen Orthopäden. Klassisch orthopädisch ist heute der Rückenschmerz. Der Orthopäde wird mit Rückenschmerz assoziiert. Nur ein kleiner Teil der Patienten hat wirklich etwas Ernstes. Die meisten Fälle sind »unspezifisch«, kein Mensch kann sagen, woher der Schmerz kommt. Aber für den Patienten ist es wichtig: Die Krankheit hat einen Namen, den man googeln kann.

Ich habe überwiegend Patienten mit chronischem Rückenschmerz. Sogar schon Kinder. Meist aufgrund von Überlastung. Psychisch und physisch. Überlastung heißt auch: Die Muskulatur ist dem, was sie leisten muss, nicht mehr gewachsen. Viel mehr sitzen zum Beispiel. Einseitige Fehlhaltungen, immer mehr Bürojobs. Früher wurde mehr körperlich gearbeitet und sich überhaupt mehr bewegt.

Auf den Großteil der Arbeit in meiner Praxis bin ich in sechs Jahren Studium und sechs Jahren Facharztausbildung nicht vorbereitet worden. Im Studium lernt man Krankheiten mit klaren strukturellen Veränderungen. Die Mehrheit der Rückenschmerzpatienten hat keine strukturellen Veränderungen. Oder sie haben leichte Fehlhaltungen, die andere Menschen genauso haben. Trotzdem stehe ich vor der Aufgabe: Wie kann ich für diese Menschen wieder Normalität herstellen? Das könnte auch ein gut ausgebildeter Physiotherapeut machen oder ein aufmerksamer Medizinstudent. Die meisten Patienten haben ja nicht wirklich ein organisches Problem außer dem offensichtlichen Resultat einer Störung: dem Schmerz. Eine meiner vordringlichsten Aufgaben sehe ich daher darin, diejenigen rauszufischen, bei denen es ernst ist. Und hier beginnt das Problem: dass man dies ja meist erst dann genau weiß, wenn der Patient die Diagnostik- und Therapiemaschinerie durchlaufen hat. Natürlich verfüge ich über langjährige Erfahrung und könnte wahrscheinlich nach Gespräch und Untersuchung schon mit ziemlicher Sicherheit sagen: Da ist was. Oder eben nicht. Aber so einfach ist es nicht. Zum einen ist der Schmerz ja immer noch da, auch wenn ich sage: Da ist nichts. Und zum anderen wäre es fatal, sollte ich mich auch nur in 0,1 % der Fälle täuschen. Bei allem Verständnis für die Diskussion über Kosten und Nutzen von Diagnostik und Therapie gehe ich davon aus, dass auch Ihr Einfühlungsvermögen hier eher begrenzt wäre, sollten Sie zu den 0,1 % gehören.

Es gibt einige Kliniken, die sich auf konservative Therapie spezialisiert haben. Das ist schön für Patient und Arzt. Der Patient fühlt sich gut betreut, hat jeden Tag Anwendungen, Selbsthilfegruppe, Entspannungstechniken, psychologische Gespräche. Er wird angehalten, eine Psychotherapie zu beginnen. Und der Arzt ist den Dauerpatienten erst mal eine Weile los.

Nach ein paar Wochen habe ich die Leute wieder bei mir. Allein das Lesen des Krankenhaus- oder Reha-Berichtes kostet mehr Zeit, als ich für den Patienten habe. Der Aufenthalt war für den Patienten meist angenehm, aber eine grundlegende Änderung hat nicht stattgefunden. Wie soll das auch gehen in drei Wochen, nach Jahren oder Jahrzehnten mit chronischen Schmerzen? Eine grundlegende Änderung braucht Zeit, sie sollte innerhalb der gewohnten Umgebung stattfinden und nicht in einer Kurhotel-Ausnahmesituation. Eine Änderung bedarf einer guten und vor allem multimodalen Betreuung. Es scheitert oft schon daran, dass der Patient keinen Psychotherapeuten findet oder der Reha-Sport von der Krankenkasse nicht länger übernommen wird. Das ist bestimmt nicht viel anders, als wenn jemand aus dem Gefängnis entlassen wird. Da ist man auch erst mal ziemlich allein gelassen und muss sich selbst durchbeißen.

Der Mann, der mich auf der Straße ansprach, war ein anspruchsvoller Patient. Sehr viele Fragen, alles musste ganz genau erklärt werden. Ich erinnere mich noch, dass ich mir sogar besonders viel Zeit für ihn genommen hatte. Dass dieser Eindruck trotzdem bei ihm entstand, war mir schon ein Warnzeichen.

Wenn ein Patient ins Sprechzimmer kommt, sehe ich ihn nicht lange an. Nach der Begrüßung geht der Blick in die Krankenakte: Was war der Befund, was habe ich mit ihm gemacht, als er vor zwei Wochen da war? Rückenschmerzen, Spritze. Aha. Hatte schon Physiotherapie oder nicht. Wartet auf ein MRT oder nicht. Das gucke ich mir an, während der Patient sich hinsetzt. Dann kann ich ihn fragen: Wie war's denn? Dann antwortet er vielleicht: Nach der Spritze erst mal besser. Das muss ich alles dokumentieren, um meine Handlungen nachvollziehbar zu machen. Jede Leistung muss begründet werden. Also schreibe ich schon, während der Patient mit mir spricht. Das Gesamtbild entsteht bei mir eher am Computer. Nicht am Patienten.

Früher war eine Schwester in jedem Behandlungszimmer anwesend. Sie hat die Dokumentation gemacht und die Anamnese schon vorher geschrieben. Dann kam der Arzt rein. Die Schwester sagte ihm, worum es geht. Der Arzt begann zu untersuchen. Während der Untersuchung diktierte er den Befund, und die Schwester hat das eingetippt. Dann wurde das Procedere festgelegt. Das ist bei der heutigen Honorarentwicklung utopisch. Heute habe ich nur noch eine Schwester an der Anmeldung. Sie kümmert sich um alles, Aufnahme, Termine, Telefon, Elektrotherapie, Zimmerreinigung.

Es gab früher natürlich auch Exzesse. Zum Beispiel die Spritzenmanie. In einer normalen Praxis wurden morgens erst mal Hunderte Spritzen aufgezogen und dann in einem Kabinensystem verabreicht. Die Kabinen waren abgetrennt durch Vorhänge. Hinter dem Vorhang machten sich die Patienten frei, drehten sich um, beugten sich vornüber. Die Schwester zog den Vorhang auf, der Arzt bekam die Spritze in die Hand und erkannte die Patienten im Prinzip am Gesäß, nicht am Gesicht.

Damals gab es noch keine Budgets. Wenn da jemand Rückenschmerzen hatte, wurden erst mal zehn Spritzen angesetzt. Der normale Rückenschmerz war dann sowieso weg, mit Spritzen oder ohne. Und für jene Patienten, die danach noch nicht »geheilt« waren, wurde dann die Diagnostikmaschine angeworfen.

Spritzen helfen offensichtlich. Warum, lässt sich nicht so einfach erklären. Die Schmerzwahrnehmung wird blockiert, die Entzündung gehemmt, die Fehlhaltung gegen den Schmerz löst sich, der Kreislauf Schmerz-Fehlhaltung-mehr-Schmerz wird unterbrochen.

Viele Patienten sind konditioniert durch die jahrelangen Spritzen. Als ich in der Praxis anfing, habe ich manche richtig »abtrainieren« müssen. Aber die alte Garde kommt noch immer nur zur Spritze. Das ist ihrer Meinung nach das Einzige, was hilft.

So wurden früher orthopädische Behandlungen gemacht. Und den Patienten ging es auch nicht schlechter. Es war eine andere Form von Therapie. Oder von Zuwendung. Viele waren vollauf zufrieden. Zehn Spritzen und zwei Jahre beschwerdefrei. Weil sie sich aufgehoben fühlten? Vielleicht der Placebo-Effekt? Der Arzt ist natürlich auch ein Verkäufer. Er muss dem Patienten seine Leistung gut verkaufen.

Unter Orthopäden kursiert ein Sprichwort: Der normale Rückenschmerz dauert ohne Behandlung eine Woche, mit Arzt sieben Tage. Da ist wirklich was dran. Ob Sie den Patienten mit Pillen, Spritzen oder Krankengymnastik zuknallen oder gar nichts unternehmen, macht oft keinen Unterschied, selbstverständlich immer davon ausgehend, dass bei der Untersuchung keine Auffälligkeiten gefunden werden. Das ist heute die Kategorie: »normaler Rückenschmerz«. Es gibt jede Menge Studien, die zu dem Ergebnis kommen, dass man da eigentlich gar nichts machen muss. Wo nichts Organisches ist, kann auch nichts passieren, wenn man nichts macht.

Ich bin konservativer Orthopäde, ich operiere nicht selbst und habe deshalb bei Operationen keinen Interessenkonflikt. Für Operationen, aber auch für andere Maßnahmen gilt: Ein Arzt muss in der Lage sein, mit normalen Worten zu erklären, warum die Operation notwendig ist (Gleiches gilt natürlich auch für konservative Maßnahmen). Wenn ein Arzt sich rumdrückt oder Ihnen irgendwelche Fachbegriffe an den Kopf wirft, kann das nicht gut sein. Das sage ich nicht als Arzt, das sage ich als Mensch. Wenn jemand mir das nicht erklären kann, dann mache ich es auch nicht.

Das ist wie in der Autowerkstatt, da ist man auch ausgeliefert. Man hat ja keine Ahnung. Nur hat eine Autowerkstatt nicht so einen hohen Stellenwert. Da wird per se schon mal angenommen, dass man übervorteilt wird. Also muss ich aufpassen, mir eine zweite Meinung holen, mich erkundigen. Was kostet es, den Vergaser auszuwechseln? Müssen die Bremsscheiben wirklich raus? Beim Auto macht das jeder. Beim Arzt ist das nicht so. Die Begegnung auf Augenhöhe findet nicht statt. Der Arzt wird nicht als Partner, als Informationsbeschaffer für die Entscheidung betrachtet, sondern als übergeordnete Instanz, der man ausgeliefert ist.

»Kommen Sie in einer Woche wieder«

Der »gute« Orthopäde ist ein Mythos, so wie insgesamt die Idee vom Arzt als Heiler oder als Heiligem. Ein Arzt ist nicht per se gut. Es gibt unter Ärzten sicherlich genauso viele Idioten wie unter anderen Menschen. Diese kittelhörige Mentalität gibt es zum Beispiel in den USA nicht. Da sind die Umgangsformen demokratischer. Aber in Deutschland ist der Herr Doktor eine Institution. In Österreich ist sogar die Frau des Arztes jemand in der Gesellschaft, die Frau Doktor oder die Frau Professor, auch wenn sie selbst gar nicht berufstätig ist. Das ist historisch gewachsen, dagegen anzukämpfen schwer. Ich hätte lieber öfter mit Menschen auf Augenhöhe zu tun. Damit meine ich nicht den Bildungsabschluss, sondern dass Patienten sagen: Sie haben das Fachwissen, sagen Sie mir, was ist, was man machen kann und dann entscheide ich, was ich machen werde. Mir ist es wichtig, dass mein Gegenüber erkennt: Er muss selber etwas tun. Viele gehen zum Arzt und ergeben sich einfach. Ich behandle etwa 1.000 Patienten pro Quartal. Mein Rahmen für Kassenpatienten ist begrenzt, oder wie es in der Kassensprache so schön heißt: »budgetiert«. Ich habe keine Ahnung, wie dieses Budget zustande kommt. Nicht, dass ich nicht versucht hätte, das rauszubekommen; ich verstehe es nicht. Das ist komplizierter als das deutsche Steuerrecht. Warum?

Für die Grundversorgung pro Patient und Quartal zahlt die gesetzliche Krankenversicherung 23 Euro, egal wie oft der Patient kommt, und das auch nur für eine vorab festgelegte Anzahl von Patienten. Kommen in einem Quartal mal mehr, habe ich Pech gehabt. Eine Bezahlung gibt es vielleicht ein Jahr später, aber auch nur dann, wenn dann in diesem Quartal genauso viele Patienten kommen. Ich frage mich, warum ich nicht einfach für die Behandlung, die ich leiste, bezahlt werden kann.

Wenn ich mein Budget überziehe, arbeite ich ohne Bezahlung. Regelmäßig bekomme ich Mails vom »Frühwarnsystem« der Kassenärztlichen Vereinigung. Dann weiß ich, ob ein Regress wegen zu viel verordneter Krankengymnastik oder Medikamente droht oder nicht. Dann kommen Briefe von den Krankenkassen mit versteckten oder offenen Drohungen, falls ich dieses und nicht jenes Medikament verschreibe.

Im gesetzlichen Kassenbereich wissen wir nie, wie viel wir aktuell

für unsere Leistungen erhalten. Unser Verdienst stellt sich erst mehrere Quartale später heraus. Wie dieser Verdienst berechnet wird, ist mir ebenfalls ein ziemliches Rätsel.
Ein Rätsel ist mir auch, warum manche Leistungen von der gesetzlichen Krankenversicherung übernommen werden und andere nicht. Zum Beispiel die Akupunktur.
Akupunktur wird von der gesetzlichen Krankenkasse kurioserweise nur bezahlt bei chronischen Schmerzen im Bereich der Lendenwirbelsäule und bei nachgewiesener Knie-Arthrose. Akupunktur im Nacken ist eine sogenannte »Individuelle Gesundheitsleistung« oder auch: »IGeL«-Leistung. Das sind hanebüchene Eingrenzungen. Bei der Entwicklung dieser Richtlinie wurden unendliche Millionen Euro verbraucht. Allein für die Studien. Die liefen über viele Jahre. Lendenwirbelsäule ja, Nacken nein. Das verstehen die Leute natürlich nicht. Wenn der Patient dann für den Nacken zahlen soll, wird der Arzt verteufelt.
Wir nehmen für eine private Akupunktur 15 Euro, normalerweise kostet eine Akupunkturbehandlung nach der Gebührenordnung für Ärzte 45 bis 50 Euro. Und selbst da sagen schon manche: Das kann ich mir von Hartz IV oder der Rente nicht leisten. Zehn Behandlungen: Macht 150 Euro. Da kommen viele auf die Idee: Können Sie denn nicht schreiben, ich hätte es am Knie? Da werden die Leute kreativ, wie auf dem Markt. Es heißt, die Kassen schickten Patienten als Spione zu Ärzten, um herauszufinden, ob sie sich auf solche Deals einlassen. Das sind vielleicht aber auch nur Geschichten, die gestreut werden.
Es gibt bei Kassenpatienten keine Abrechnungsziffer für Gespräche. Es gibt nur eine Abrechnungsziffer für die Differentialdiagnostik Psychosomatik. Dafür bin ich speziell ausgebildet. Da dient das Gespräch dazu, herauszufinden, ob die Beschwerden eine psychosomatische Ursache haben. Mein Budget pro Quartal beträgt hierfür insgesamt 900 Euro. Das heißt: Bei circa 1.000 Patienten bekomme ich theoretisch innerhalb von drei Monaten bei jedem

Patienten 90 Cent dafür, dass ich in einem mindestens fünfzehnminütigen Gespräch herausfinde, ob bei seiner Erkrankung vielleicht psychosomatische Ursachen eine Rolle spielen. Und glauben Sie mir, das ist sehr häufig der Fall. Alle anderen Leistungen, wie Untersuchung, Beratung, Therapieplanung, sind mit der allgemeinen Ziffer, der sogenannten Erstkontaktziffer, abgegolten.

Wenn der Patient das zweite und dritte Mal kommt, gibt es beim Orthopäden noch sogenannte Komplexziffern. Beim Rücken ist es so: Ein Patient muss zweimal im Quartal kommen, ein bestimmter Untersuchungsumfang muss erfüllt und dokumentiert sein. Kann er sich bewegen? Ist er irgendwo eingeschränkt? Nur wenn er zum zweiten Mal kommt, darf ich die Komplexziffer abrechnen und bekomme diese Leistung dann bezahlt (natürlich wie immer nur bis zur Budgetgrenze). Wenn er das zweite Mal nicht kommt, weil es ihm vielleicht schon wieder besser geht, kann ich die Komplexziffer nicht abrechnen. Wenn ich also einen Patienten, der eigentlich kein großes Problem hat, untersuche und berate und es geht ihm rasch wieder besser, schade ich mir also selbst. Ich habe mir vielleicht mehr Zeit genommen, ihn zu beraten, aber ich bekomme weniger Geld. Es ist besser, den Patienten noch mal einzubestellen. Reine Verwaltungstaktik. Die Wiedereinbestellung erfolgt dann nicht nach medizinischen, sondern nach geschäftlichen Gesichtspunkten.

Das leidige Thema Privatpatienten. Natürlich wissen Privatpatienten, was sie wert sind. Es ist pure Heuchelei, zu sagen: Wir wollen keine Zweiklassenmedizin. Selbstverständlich bekommt ein Privatpatient bei mir schneller einen Termin. Es wäre schon aus wirtschaftlichen Gründen dumm, ihn eine Woche warten zu lassen. Das darf ich natürlich nicht sagen.

Die Einnahmen aus der Kassenmedizin reichen heute in den meisten Praxen gerade mal, um die Kosten zu decken. Der wesentliche Teil des Lebensunterhaltes wird mit den Privatpatienten verdient. Viele Praxen existieren nur durch ihre Privatpatienten. Das sind meist Leute, die sehr viel arbeiten und nur zu bestimmten Zeiten können. Die sagen zum Beispiel: Ich bin morgen in der Stadt, kann ich einen Termin haben? Da sage ich doch nicht Nein.

Privatpatienten bringen oft mehr Eigeninitiative mit. Nicht weil sie bessere Menschen sind. Sie haben einfach mehr zu tun und können nicht krank sein. Viele haben mehr Druck, sind selbstständig. Wenn ich denen sage: Schonen Sie sich mal zwei Tage, geht das oft nicht. Das ist so wie bei mir. Ich gehe auch mit Erkältung arbeiten. Die vernachlässigen ihre Gesundheit eher, weil sie beruflich so eingebunden sind. Sie wollen und müssen einfach funktionieren. Das ist natürlich gefährlich. Das Gefühl für Balance kommt mehr und mehr abhanden.

Privatpatienten bekommen schneller einen Termin, aber sie bekommen keine andere Medizin. Eigentlich ist sogar oft das Gegenteil der Fall. Die wenigsten Menschen wissen, dass die Anforderungen für viele Leistungen in der Privatmedizin viel geringer sind als im Kassenbereich. Im Kassenbereich benötige ich für fast jede Leistung eine aufwendige Zusatzausbildung, meist verbunden mit regelmäßigen Fortbildungen und entsprechender Nachweispflicht. Beim Privatpatienten genügt es in der Regel, Arzt zu sein.

Der Vorteil in der Privatmedizin ist natürlich, dass ich für eine Leistung, die ich erbringe, auch vergütet werde, und zwar jedes Mal, wenn ich diese Leistung erbringe. Kommt jemand fünf Mal, werde ich fünf Mal bezahlt. Der Durchschnitt pro Privatpatient liegt bei mir bei 150 bis 250 Euro im Monat. Das wären, niedrig angesetzt, 450 Euro im Quartal. Gegenüber maximal 60 Euro bei einem Kassenpatienten, und das auch nur bei sehr vielen Zusatzausbildungen. Ich bin kein Standard-Orthopäde, ich habe zusätzliche Qualifikationen für die Behandlung chronischer Schmerzen, Akupunktur, Psychosomatik, Chirotherapie, Röntgen, Sonographie, das sind große Nebenbudgets. Wenn man die nicht hat, bleibt es bei 30 oder 40 Euro pro Patient und Quartal. Aber im Endeffekt ist eines doch klar: Ich kann meine Arbeit nicht auf Knopfdruck umstellen, je nachdem, wie der Patient versichert ist. Die grundlegende Behandlung bleibt die gleiche. Das Ergebnis mag allerdings durchaus differieren. Gründe hierfür sind etwa der starke, teilweise bei Selbstständigen existenziell wichtige Wille zum Gelingen der Behandlung oder die Tatsache, dass es bei Privatpatienten eine weitaus größere Auswahl an abrechenbaren Leistungen gibt – und keine Beschränkungen bei Medikamenten oder der Anzahl physiotherapeutischer Behandlungen.

Der ideale Patient

Das deutsche Gesundheitssystem ist unübersichtlich und hektisch geworden. Viele Patienten haben das Gefühl, alleingelassen zu sein. Sie erwarten Hilfe, Rettung, Erlösung. Das ist verständlich. Aber dahinter steckt auch die Mentalität: Ich lege meine Versichertenkarte auf den Tisch und der Arzt wird schon alles für mich machen.

Ist der Patient wirklich alleingelassen? Bis zu einem gewissen Grade: ja. So wie jeder Mensch. Das ist unsere Lebenssituation. Viele Menschen haben sich in dem Gedanken eingerichtet, dass der Staat sich um alles kümmert. Aber wir müssen uns um uns selbst kümmern. Das ist für viele zu viel. Sie sind getrieben von Angst und Halbwissen. Fünfzig Prozent der Leute begreifen nicht, was man ihnen erzählt. Oder sie vergessen es sofort wieder. Manchmal finde ich: Die Sprachschwierigkeiten mit den vielen Migranten in unserem Einzugsgebiet sind auch von Vorteil – dann stellen die Leute nicht so viele Fragen. Ich habe manchmal zehn bis zwölf Patienten pro Stunde und vor allem: wenig Zeit.

Da sprechen wir noch nicht von all denen, die gar nicht an einer Heilung interessiert sind, die einfach nur krankgeschrieben werden wollen, ein nicht unerheblicher Teil meiner Kundschaft. Das ist noch einmal ein besonderes psychologisches Spiel.

Es wäre unehrlich, zu sagen, dass man jeden Patienten gleich mag. Und ich gebe zu: Ich kann nicht mit jedem. Ich versuche, mich auf diejenigen zu konzentrieren, denen ich helfen kann.

Hier ein paar Tipps, was Sie beim Besuch Ihres Orthopäden besser vermeiden:

»Herr Doktor, ich brauch mal wieder Massage.«

Der Patient degradiert den Arzt zu einer Abholstelle. Das hat für den Arzt zwar den Vorteil, dass er gleich weiß, woran er ist. Aber bei so einem Einstieg leuchten schon alle Warnlampen.

»Herr Doktor, ich habe drei Dinge und zwei akute Sachen. Seit fünf Jahren habe ich's hier am Finger und Ellenbogen und schon immer am Knie. Dann brennen die Füße. Aber ganz akut ist der Rückenschmerz. Überall!« Und nach der Untersuchung dann noch: »Aber das Wichtigste habe ich Ihnen noch gar nicht gesagt …«

Der Supergau, wenn das Wartezimmer voll ist. Und wenn ich trotzdem versuche, dem gerecht zu werden, gebe ich dem Patienten in kurzer Zeit so viele Informationen, dass er die meisten schon auf dem Weg zur Schwester wieder vergisst.

Der Arzt sieht den Patienten womöglich zum ersten Mal und hat nicht den Eindruck des Menschen, der sich schon jahrelang mit etwas herumquält und irgendwann beschlossen hat: Wenn ich jetzt schon mal hingehe, dann muss aber auch alles auf den Tisch. Daraus folgt häufig: Notizzettel vorlesen. »Am Donnerstag um 13:20 Uhr hatte ich Knieschmerzen. Die waren am Freitag um 14:30 Uhr wieder weg. Dann kamen um 17:00 Uhr Rückenschmerzen. Nachts hatte ich dann taube Hände, und morgens beim Auftreten …« Ich kann natürlich verstehen, dass gerade ältere Menschen, deren Gedächtnis nachlässt, sich so helfen wollen. Aber das kollidiert natürlich mit dem Zeitdruck.

»Ich habe in der ›Apotheken Umschau‹ gelesen …« Die »Apotheken Umschau« ist eine der auflagenstärksten Zeitungen und ein gutes Instrument für Pharmafirmen und Verkäufer von Mittelchen aller Art. Für uns Ärzte meistens aber eher lästig. Wer möchte

schon der Miesmacher sein, der Oma beibringt, dass die Heizdecke wohl keine gute Investition war?
»Das Jobcenter schickt mich. Ich soll mich hier krankschreiben lassen.« Passiert nicht selten. Bei allem Verständnis für die gestressten Sachbearbeiter im Jobcenter: Achtung bei der Wortwahl! Wir versuchen in erster Linie immer noch Menschen von Krankheiten zu heilen und nicht, ihnen diese Krankheiten zur Vereinfachung der Aktenlage zu bescheinigen. Manchmal ist es wirklich verlockend, schnell auf den Knopf zu drücken und die AU, die Arbeitsunfähigkeitsbescheinigung, auszustellen. Das dauert etwa zehn Sekunden. Ein Gespräch mit einem arbeitsunwilligen Patienten dauert viele unangenehme Minuten.
»Ich will auf gar keinen Fall eine Krankschreibung.« Darauf der Arzt: »Wie lange?« Vielleicht ein Klischee, aber dieser psychologische Trick wird oft von Lehrern angewendet, eine Spiegelung des inneren Konfliktes: Ich bin ja vor der Gesellschaft verpflichtet. Ich bin prinzipiell eine leidende Person. Ich habe so viel Vertretungsunterricht, das geht eigentlich gar nicht, aber nach einer Stunde kann ich nicht mehr, Herr Doktor. Also: leitend und leidend. Und: Ich muss da eigentlich durch, gebe aber klare Signale, dass ich völlig fertig bin und nicht arbeiten kann. Dieser Typ ist intelligenter, er braucht die Rechtfertigung auch vor sich selbst. Den Kollegen kann er dann sagen: Der Arzt hat gesagt: Ich darf nicht. Er redet so lange, bis der Arzt sagt: »Da müssen wir Sie wohl oder übel mal für eine Woche …« – »… gehen vielleicht auch zwei?«
»Meine Krankenkasse hat gesagt: Sie müssen mir Massagen verschreiben.«
Der Anruf bei der Krankenkasse ist eine häufige Reaktion des Patienten, wenn dem Arzt nach einem langen Tag die Argumente ausgehen. Oft fehlt uns einfach die Kraft (und natürlich wieder die Zeit), uns auf ein anstrengendes Gespräch mit dem Patienten einzulassen, in dem wir erklären, dass Massagen keine Lösung für das Problem sind, sondern vielmehr regelmäßiger Sport und gesunde

Ernährung. Dann versucht man schon einmal die Abkürzung über: »Das erlaubt die Krankenkasse nicht.« Das geht natürlich schief und prompt kommt der Ball von dort zurück. Klar vergessen die Patienten bei der Wiedergabe der Mitteilung von der Krankenkasse meist den kleinen Zusatz: »..., wenn es medizinisch notwendig ist.«

Sicher ist ein ausführliches Gespräch mit klaren Argumenten immer das Beste. Das klappt auch bei guter Tagesform. Aber 30 Rücken später und nach einer Mittagspause mit Rentenversicherungsanfragen statt einer Mahlzeit sieht das schon wieder anders aus.

Ein großes Problem für mich in der Praxis ist die Tatsache, dass die Ursachen von Schmerzen so vielfältig sein können. Oft spielen Faktoren eine Rolle, die weit über das hinausgehen, was ich in der Sprechstunde leisten kann. Der Orthopäde ist nicht dazu da, persönliche Probleme zu beseitigen. Wir können das ansprechen. Aber konkrete Hilfe dafür ist oft schwer zu finden. Das ist frustrierend für mich und den Patienten. Manchmal versucht man, ein Problem wegzuschieben, an den Hausarzt, einen Psychologen oder das Sozialamt. Da kommt der Patient mit dem Schwindel, er war schon beim HNO-Arzt, beim Neurologen und beim Internisten und die haben alle gesagt, das kommt von der Halswirbelsäule. Das ist meist unsinnig, aber praktisch: Dafür ist ja der Orthopäde zuständig. Dann bleibt es bei mir hängen. Jeder im Geschäft weiß doch: Schwindel ist eine hochkomplexe Geschichte, multifaktoriell, meist ohne klare Ursache. Genau wie der Rückenschmerz. Wenn gar nichts mehr hilft, sagt man den Leuten: Gehen Sie zum Psychiater. Das kommt natürlich gar nicht gut an, auch wenn's manchmal sinnvoll wäre.

Wenn der Arzt Glück hat, trifft er auf einen Patienten, der ein Gespür für die Zusammenhänge hat und sich selbst die Puzzle-Stücke zusammensucht, der versteht, dass er als Patient im Prinzip auf sich gestellt ist. Es ist ja auch sein Leben. Er selbst muss aktiv werden.

Der ideale Patient stellt sich und mir die Frage: Wie werden wir ein gutes Team? Er sieht den Arzt als Informationsbringer, der ihm helfen kann, sein Problem zu lösen. Wenn so ein Mensch kommt, öffne ich mich sofort. Ich bin als Arzt gerne Ihr Partner, wenn ich sehe, dass Sie Hilfe suchen, brauchen und selbst etwas zur Lösung beitragen, nicht einfach nur sagen: »Reparier mich! Mach mich wieder gesund!« Da habe ich als Arzt schon einen so hohen Druck, dem kann ich in der Regel nicht gerecht werden. Weil ich genau weiß: Ich kann das nicht allein. Eigentlich müsste ich jedem Patienten sagen: Ich kann Ihnen nicht helfen. Sie können sich nur selbst helfen.

»Niemand ist Opfer«

Eine Sache ist mir auch noch wichtig. Ich sehe immer mehr Kinder mit Rückenschmerzen. Es gibt nicht wenige Zwölfjährige, die sagen: »Ich habe schon lange Schmerzen im Rücken.« Wer erklärt ihnen, dass Sport wichtig ist? Dass Aktivität für das hohe Lebensalter, das wir heute erreichen, unerlässlich ist? Das ist eine Art von Bildung, die heute fehlt. Aber wer soll den Job machen? Die Eltern, die Lehrer, der Orthopäde? Was machen die Kinder? Sie sitzen am Computer und spielen oder chatten. Keiner bewegt sich mehr. Das ist nicht nur individuell verschuldet, das ist ein gesellschaftliches Problem. Wenn in der Schule etwas ausfällt, dann der Sport, oder es kommt ein Physiklehrer, der die Kinder im Kreis laufen lässt. Dann haben sie in der sechsten Klasse eine Stunde Sport. Pro Woche! Eigentlich müssten Kinder in dem Alter jeden Tag toben. In der Pause stehen sie dann rum und schicken sich Facebook-Nachrichten über den Schulhof.

Früher hatte Sport einen anderen Stellenwert. Das war nicht bloß Show. Ich bin im Osten Deutschlands aufgewachsen, Sport war der Weg zu Reichtum, Ansehen und Reisen in den Westen. Sport diente der Identitätsfindung. Durch Sport konnte man auch den

Klassenkampf auf einer anderen Ebene führen. Wir wurden natürlich verhöhnt von unseren Westverwandten, also haben wir uns über den Sport unseren Stolz zurückgeholt. Dass die Profisportler alle mit Medikamenten vollgepumpt waren, weil es ein staatlich kontrolliertes Geschäft war, steht auf einem anderen Blatt. Der Staat dachte im Grunde wie der einzelne Bürger: Wir können zwar wirtschaftlich nicht mithalten, aber wir werden euch schon zeigen, wer der Stärkere ist. Interessant aber ist, welche Auswirkungen das insgesamt hatte: Die Kinder trieben mehr Sport. Und am Ende war die Gesellschaft insgesamt gesünder. Eigentlich irre: Die dopen oben wie blöde, aber die Gesellschaft insgesamt ist fitter.

Niemand ist Opfer. Noch einmal das Beispiel mit dem Auto, da versteht es jeder: Wenn es kaputt ist, kann ich mich kundig machen. Bis zu einem gewissen Grad dafür sorgen, dass es gepflegt ist. Dinge tun, die es in gutem Zustand erhalten. Weil es einen gewissen Wert darstellt. Wenn nicht, muss ich die Konsequenzen tragen.

Was macht einen guten Arzt aus? Ein guter Arzt hat Kenntnis von seinem Fach, Kenntnis von seinen Grenzen, er kann auf komplexe Zusammenhänge eingehen und hat gute Ideen, wie er welchen Ansatz bearbeitet. Ein guter Arzt ist zugewandt, aber nicht zu sehr involviert. Er macht, wie auch ein guter Trainer, die Leute nicht abhängig von sich. Er will, dass sie aus eigener Kraft stehen.

Das muss er selbst auch.

7. KAPITEL

Der heilige Stuhl

Vom Kult um das ergonomische Büromöbel

Jetzt ist es endlich an der Zeit, Hape Kerkeling zu zitieren. Jenen legendären Satz, der in vielen Artikeln als Einleitung verwendet wird: »Isch habe Rücken.« Wie treffend die Formulierung war, zeigt sich daran, dass sie unverzüglich in die Alltagssprache aufgenommen wurde. Es lohnt ein Blick auf die Situation, in der er entstand.

Kerkeling, in seiner Rolle als abgerockter Lokaljournalist Horst Schlämmer, saß 2006 als Gast in Günter Jauchs Quiz-Show »Wer wird Millionär?«. Im Lauf der Sendung nahm Schlämmer auf dem Stuhl des Moderators Platz und weigerte sich, wieder aufzustehen. »Ihr Stuhl ist viel bequemer. Ich bleibe hier sitzen.« Begründung: Siehe oben.

Schlämmer erklärte zudem, er habe »ein Attest dabei«. Damit brachte er das Saalpublikum sofort auf seine Seite und nahm dem entwaffneten Jauch nicht nur den Stuhl, sondern auch gleich die Leitung seiner Sendung ab. Ein klassischer Fall von sekundärem Krankheitsgewinn, dessen komisches Potenzial Kerkeling hier bis zur Neige ausspielte.

Den Krankheitsgewinn kennt die Medizin als feststehenden Begriff. Sobald ein Mensch erkennbar krank ist, wird er von den meisten Alltagsaufgaben entbunden. Er kann sich der Anteilnahme seiner Umwelt nahezu sicher sein, Konflikten oder Verpflichtungen aus dem Weg gehen; Eltern kennen die turnusmäßigen Magen-Darm-Epidemien vor Schulprüfungen. Klassisch wird unterschieden zwischen primärem und sekundärem Krankheitsgewinn. Der erste besteht in den inneren Vorteilen, wie Schonung und Zuwendung. Der zweite besteht in äußeren Vorteilen, wie Lohnfortzahlung. Oder auch in einem schönen Bürostuhl.

In früheren Epochen mag Sitzen Privileg der Herrschenden gewesen sein, heute kann und muss jeder. Es gibt zwei Sorten von Menschen: solche, die viel sitzen – und solche, die sehr viel sitzen. Sitzen ist ein Grundzustand des modernen Lebens. Bis zum Erreichen des Rentenalters verbringen wir etwa 80.000 Stunden sitzend. Allein am Arbeitsplatz. Dazu die Sitzstunden in der Freizeit, die Einnahme von Mahlzeiten und was sonst noch alles mit dem Stoffwechsel zusammenhängt. So kommen pro Tag etwa zwölf bis 14 abgesessene Stunden zusammen, mehr als drei Viertel unserer wachen Zeit.

»Wer länger sitzt, ist früher tot«, fasste der »stern« erbarmungslos zusammen. Aus dem Volk der Dichter und Denker sei eines der »Sitzer und Lenker« geworden. Man könnte glatt vom Stuhl fallen, gäbe es nicht jene Leute, die ihn uns unterschieben wollen: den ergonomischen Stuhl natürlich.

Mein Arbeitgeber bewilligte mir damals einen besseren Bürostuhl, er entsprach den aktuell gültigen Richtlinien für Ergonomie und Arbeitsschutz, er hatte Empfehlungen von Krankenkassen und Rückenarbeitsgemeinschaften. Nichts Feudales, doch immerhin ließen sich Sitzhöhe, Rückenlehne und Armstützen einstellen. Das galt als fortschrittlich, damit hatte der Arbeitgeber seiner sozialen Verpflichtung vorbildlich entsprochen. Eine Art Ablasshandel. Die Umgangsformen blieben unverändert.

Dieselben Leute, die ihr Büro von einem 3.000-Euro-Thron regieren, hocken beim Oktoberfest acht Stunden klaglos auf einer Biertischbank. Das ist nicht nur allein durch die dämpfende Wirkung des Alkohols zu erklären. Ein Stuhl kann ein Placebo sein. Er kann Anerkennung ausdrücken. Das bin ich mir oder meinem Arbeitgeber wert.

Hierarchische Strukturen haben die Entwicklung von Bürostühlen lange geprägt. Traditionell gab es ein Modell mindestens in drei Ausführungen: Executive, Management und Standard. Die Version für die Chefetage musste breiter und mit Leder gepolstert sein. Daran hat sich wenig geändert.

Meilensteine der Biomechanik, wie die höhenverstellbare Armlehne, betrachten wir heute als selbstverständlich. Allein die Auswahl an Rollen für verschiedene Böden und Jahreszeiten ist ein faszinierendes Wissensgebiet. Dass man die Hebel und Schrauben unter der Sitzfläche nicht mehr versteht, ist heute so sehr Plattitüde, wie man früher gern behauptete, seinen Videorecorder nicht zu verstehen.

Jonathan Olivares, Autor des vergnüglichen Buches »A Taxonomy of Office Chairs« erklärt die rasante technische Entwicklung so: »Anders als Pflanzen und Tiere, die sich über Jahrtausende entwickeln, sind Produkte häufigen und spontanen Mutationen durch die Hände ihrer Designer unterworfen.« Ein weiterer Grund könnte sein, dass ein gesunder Markt den Erfindungsreichtum sprießen lässt. Allein in den USA beträgt der jährliche Umsatz mit Bürostühlen nach Angaben des Wirtschaftsmagazins »Businessweek« jährlich drei Milliarden Dollar. Allein dort bemühen sich rund einhundert spezialisierte Firmen darum, es uns, den Chair-Holdern des 21. Jahrhunderts, so komfortabel wie möglich zu machen.

Lieber lümmeln

Wenn ich vor Schmerzen nicht mehr wusste, wie ich mich halten sollte, setzte ich mich manchmal auf den Gummiball. Ein Gummiball ist ein Trainingsgerät, kein Sitzmöbel. Nach einer halben Stunde wusste ich nicht mehr, wie ich mich auf dem Ball halten sollte. Dann legte ich einen Sitzkeil auf meinen Schreibtischstuhl, platzierte meine Füße auf meinem neuen Hausfreund, der Fußbank. Ich bemühte mich, korrekt zu sitzen, so wie ich das immer wieder auf Schaubildern gesehen hatte, Armstützen hoch, aufrichten, Rücken gerade. Ich experimentierte auch mit Ballkissen. Das sind kleine runde Gummigebilde mit Luft drin, die als instabile Unterlage untergelegt werden. Ich versuchte, im Liegen zu arbeiten, mit dem Laptop auf dem Bauch. Dann meldeten sich, wegen der Vorneigung des Kopfes, mein Nacken und die Schultern. Ich fragte mich, warum wir unsere Arbeit nicht im Laufen machen können. Ich dachte an Science-Fiction-Filme, die ich als Kind gesehen hatte: wenn eine höhere Lebensform es geschafft hatte, sich des Körpers vollkommen zu entledigen. Der Mastermind eines ganzen Planeten: ein Gehirn, das irgendwo in einem Tank mit Nährlösung schwamm. Oder besser: gleich eine reine Energiewolke.

Ich suchte damals eine Fachhandlung für Büromöbel auf. Dem einfühlsamen Verkäufer gelang es, mir das Produkt eines namhaften Herstellers zu verkaufen, an dem viele schöne Zertifikate und Siegel baumelten. Ich dämpfte mit dieser Anschaffung diverse Zweifel am Fortschritt meiner Genesung. Ich dachte sogar, nun müsste es schneller gehen. Falsch sitzen konnte ich ja nicht mehr. Auch eine Art Ablasshandel.

Früher wurden Kinder angeherrscht: »Sitz gerade!« Heute

gilt das als ungesund. Bei einem Stuhl mit Rückenlehne, auf dem die sitzende Person in einem scheinbar rechten Winkel sitzt, wird dies nur dadurch erreicht, dass das Becken kippt. Die Rückenlehne zwingt die Wirbelsäule in eine aufrechte Position und begradigt die natürliche Krümmung. Dadurch werden die Bandscheiben unausgewogen belastet. Neueren Studien zufolge sollte der Winkel im Hüftgelenk beim Sitzen nicht kleiner sein als 135 Grad, um den Bandscheiben nicht zu schaden. Mit anderen Worten: Lümmeln ist gesund, außerdem viel bequemer. Und: Still sitzen muss man nun auch nicht mehr, mit ärztlichem Segen. Experten raten deshalb, sich während des Sitzens andauernd zu bewegen, um die Bandscheiben besser zu ernähren. »Dynamisches Sitzen« heißt das. Klingt zwar etwas kompliziert, ist aber gratis.

Im Gegensatz zu jenen Einrichtungsgegenständen, die uns mit feinfühliger Sprache in schönen Prospekten nahegebracht werden. Dazu sehen wir Sitz-Skulpturen in lichtdurchfluteten Räumen. Unten rechts im Bild vielleicht noch ein Portraitfoto des Designers. Wenn wir hier Platz nehmen, so das Mantra der Werbung, werden wir nicht nur schmerzfrei, sondern endlich artgerecht positioniert. Wir werden kreativer, produktiver und motivierter sitzen. Unsere Gedanken werden nur so fliegen!

Die schöne neue Welt des »Human Design« macht das Sitzen »zu einem echten Genusserlebnis«, verspricht ein Hersteller. Die Stühle haben Namen, als gäbe es sie auf Rezept. Neuster Stand der Technik ist ein Modell mit Drucksensoren, die »dem Probanden« über den Computerbildschirm melden, wenn er falsch sitzt. Das haben Eltern und Lehrer früher ohne Elektronik geschafft.

Ein historischer Bezug haftet dem Stuhl noch immer an den Beinen: Früher saßen die Herrscher, die Untergebenen mussten stehen. Heute sitzen alle, aber Herrscher sitzen besser. Ich meine an dieser Stelle nicht die barocken Auswüchse des sogenannten »Chef-Sessels«, den auch das gemeine Volk erwerben kann. Äußerst preiswert sogar, je prunkvoller desto günstiger. Noblesse und Status zeigen sich beim Erwerb eines richtigen Sitzmöbels. Auch Autos der Oberklasse sind zu rollenden Rückenzentren geworden, in deren Sitzen auf Knopfdruck gestützt, massiert, geheizt und belüftet wird.

Besuch beim Sitz-Guru

Der einfühlsame Verkäufer von damals war nur eine Vorstufe. Er stapfte noch wie ein Steinzeitmensch durch die Morgendämmerung physiologisch korrekter Sitzmöbel, ausgestattet allenfalls mit Argumenten wie »höhenverstellbar« oder »Lordosestütze«. Wer heute die Tür eines solchen Fachgeschäfts öffnet, betritt eine Parallelwelt, in der die hergebrachten Vorstellungen vom Sitzen nicht mehr gelten.

Vor einiger Zeit traf ich auf der Suche nach einem neuen Stuhl einen Großmeister der Ergonomie-Poesie. Dieser Mann, oder besser: Dieser Sitz-Guru war von unauffälliger Erscheinung, eine Art Gegenentwurf zum Typ Innenarchitekt mit Hornbrille. Der Sitz-Guru war mittelgroß, hatte ein mittelgroßes Bäuchlein, seine nicht übermäßig kräftigen Beine steckten in braunen Cordhosen. Er sah nach Lust am Essen aus und erinnerte mich mit seinem gutmütigen Lächeln an den Schauspieler John Goodman. Doch als wir uns gegenübersaßen, in Geräten, die ich kaum mehr als Stühle bezeichnen mag, schossen plötzlich kleine Blitze aus seinen Augen, ich fiel in eine Art Hypnose. Der Guru sprach:

»Ihr Körper muss sich, so wie er es auch im Laufen tut, im Sitzen ernähren. Die Versorgung mit Blut und Sauerstoff setzt Muskelaktivität und Blutpumpen und damit Sauerstofftransport in alle entlegenen Ortschaften des Körpers voraus. Das geht nur, wenn ich die Last wie beim Laufen auf den Füßen habe. Auf normalen Stühlen klappen die Menschen ihre Füße ab. Vor allem große Menschen. Je tiefer ich sitze, desto mehr Blutbahnen klemme ich ab. Ab einer bestimmten Tiefsitzposition kommt noch ein psychologisches Moment hinzu; der Gedanke: Wenn jetzt der Löwe kommt, komme ich nicht weg. Wenn ich tiefer sitze, kriege ich ein Fluchtangstproblem.

Wir benutzen unseren Körper ständig gegen seinen Bauplan. Wenn Sie am Bildschirm arbeiten, kommt noch etwas hinzu: die Fixierung auf den Bildschirm, das ist wieder eine beschränkende Unterordnung des Geistes unter einen toten Gegenstand. Ein normaler Stuhl ist auch ein toter Gegenstand. Und es gewinnt immer der Stuhl.«

»Je mehr wir unseren Körper entfalten, je mehr Sie sich in Ihrer Haltung dem nähern, was Ihr Körper im Laufen macht, desto besser. Wir sitzen zu tief wegen dieser völlig unsinnigen Idee, rechtwinklig zu sitzen. Es gibt alles in der Biologie, nur keine rechten Winkel. Es muss ein offener Winkel sein.«

Offener Winkel. Tote Gegenstände. Flucht. Während seine Worte mich in Trance versetzten, stiegen Bilder vor meinem inneren Auge auf. Die Geschichte des Bürostuhls. Es begann mit einem Schwarz-Weiß-Film. Er zeigte einen Mann mit Hornbrille und exaktem Scheitel. Schlemmer.

Es gab schon einmal einen Schlemmer, der unsere Bürokultur mit forschen Schritten voranbrachte. Schlemmer hatte keinen Vornamen. Einfach nur Schlemmer. Schlemmer mit e.

Er war Assistent von C. R. MacNamara, Direktor der Coca-Cola-Filiale in dem Komödienklassiker »Eins, Zwei, Drei«, mit dem der Filmregisseur Billy Wilder 1961 das Nachkriegs-Deutschland durch die braune Limonade zog.

Schlemmer schaffte es nicht, einen tief sitzenden Impuls zu unterdrücken, der ihm zur zweiten Natur geworden war: Er knallte nach jedem zweiten Satz die Hacken zusammen. Schlemmer gelang es außerdem nicht, den anderen deutschen Angestellten das Strammstehen abzugewöhnen. Wenn der energiegeladene Chef, gespielt von James Cagney, das Büro betrat, sprangen sie alle von ihren Stühlen auf wie beim Fahneneid. Jedes Mal. Bis der Chef brüllte: »Sitzenmachen!«

Es dauerte beinah 25 Jahre, ehe dieser running gag in Deutschland zündete. In den Sechzigerjahren gaben sich Publikum und Kritik entrüstet, dass ein österreichischer Jude, der seine Eltern im Holocaust verloren hatte, es wagte, ihnen den Spiegel vors Gesicht zu halten. Erst bei seiner Wiederentdeckung in den Achtzigerjahren wurde Wilders Botschaft verstanden: Macht euch mal locker! Lernt, über euch selbst zu lachen!

Die Stühle, auf denen sich MacNamaras Angestellte niederließen, vermittelten ihren Benutzern noch, dass sie ihre Zeit auf ihnen abzusitzen hatten. Sie entsprachen keiner der heute gängigen Vorstellungen von Ergonomie. Vielleicht standen sie ja deshalb so gern auf: weil ihre Stühle so unbequem waren. Das Bild verschwamm. Von fern her drang die Stimme des Sitzgurus in mein Ohr:

»Wenn Sie sich nicht bewegen, ist das so wie Luftanhalten. Auch das Problem mit dem Rücken, wenn Sie eins haben, löst sich meistens, wenn ich ein paar Schritte gehe. Es gibt eine Menge Tätigkeiten, die wir nicht im Sitzen machen müssen. Wo ich einfach aufstehe und im Stehen oder Laufen weiterarbeite. Aber nicht, um lange zu stehen, sondern gehen – der Weg ist das Ziel. Das Aufstehen ist es. Einmal aufstehen bringt vier bis fünf Prozent mehr Sauerstoff in die Birne.

Auf einem schlechten Stuhl machen die Füße das, was auch ein Mensch macht, der keine Aufgabe hat: Er haut ab. An den Füßen sind Sensoren, die dem Gehirn ständig melden, wie der Boden beschaffen ist. Das war früher lebensnotwendig. Aber heute verblöden wir quasi motorisch, weil wir überall die gleichen, festen Böden haben. Aber Ausgleich von Instabilität ist wichtig und wir können uns diese verlorene Fähigkeit wieder antrainieren.

Sie werden nicht ständig hopsen können, obwohl das eine tolle Sache ist. So ein Trampolin im Büro ist eine tolle Sache. Einfach zwischendurch draufzugehen und zwei Minuten hopsen. Es geht um die Sauerstoffversorgung. Der Gedanke dahinter ist das Verbundensein mit dauernder Bewegung. Ihr Herz schlägt, der ganze Körper ist ein Pumpwerk und wenn unter Ihnen ein normaler Stuhl ist, der sich nicht bewegt, wirkt dieser Stuhl wie die Bremse einer Schiffsschraube ...«

Schhhhhh. Die Wellen rauschten. Ich fand mich wieder auf offener See. Ein Schiff. Die HMS Beagle vor den Galápagos-Inseln im Pazifischen Ozean. Charles Darwin, gerade 26 Jahre alt, geht von Bord und setzt über auf die Insel San Cristóbal.

Einige Jahre später in London. Darwin in seinem Arbeitszimmer. Er macht sich noch keine Gedanken darüber, warum die Affen von den Bäumen herunterkletterten und begannen, aufrecht zu laufen. Und er selbst will auch nicht immer aufstehen, um die unzähligen Proben zu betrachten, die er von seiner fünfjährigen Reise mitgebracht hat. Er hat gusseiserne Bettbeine an seinen Stuhl geschraubt. Sie haben Rollen.

Auf der anderen Seite des Atlantiks. New York, 1849. Der Erfinder Thomas E. Warren hat den »Centripetal Spring Chair« entwickelt, Urtyp für Bürostühle bis heute. Er lässt sich in alle Richtungen kippen und drehen. Seine radikale Modernität verbirgt sich im Gewand gusseiserner Rokoko-Schnörkel. Die Stahlfedern verstecken sich hinter Spitzengewebe und Troddeln. Bei der Weltausstellung in London wird er von den Briten als unmoralisch, weil zu bequem erachtet. Das Viktorianische England bevorzugt starre Sitzmöbel, die dem Sitzenden die Möglichkeit geben, seine Willenskraft durch aufrechte Haltung zu demonstrieren.

Der Siegeszug des Bürostuhls ist nicht aufzuhalten. In den Schreibstuben brennen noch Gaslampen, Rechenmaschinen sind kaum verbreitet, Betriebswirtschaft wird noch nicht an Universitäten gelehrt. Doch die Unternehmen wachsen rasch, expandieren von der Ost- an die Westküste, haben bald mehrere Standorte und Hunderte Angestellte. Ein endloser Strom von Menschen strebt auf Bürogebäude zu. Durch den Rhythmus ihrer Schritte dringt die Stimme des Sitzgurus:

»Die eigentliche Idee ist, dass Sie den Stuhl nicht mehr spüren, dann ist er 100 Prozent eins mit Ihnen. Der normale Stuhl ist der permanente Neinsager, weil er bewegungslos ist, die Schwerkraft kommt von unten, wenn ich doof bin, bleibe ich bewegungslos, wenn ich gescheit bin, haue ich ab.

Das Entscheidende ist, dass der Stuhl lebt. Das Leben wird von toten Gegenständen ausgebremst. Unser Wohlbefinden hängt davon ab, dass wir uns lebendig fühlen. Das heißt: Wir müssen uns bewegen.

Die höchste Form der Bewegung ist Schwingung. Und die allerhöchste Form ist die Schwingung in der jeweiligen Eigenfrequenz, in der Sie sich bewegen. Ich zeige Ihnen mal, was nur ein Kopfnicken für eine Riesenenergie ist: Schauen

Sie, ich bewege nur den Kopf und die Sitzfläche bewegt sich mit. Und ich kriege sie zurück. Ich kriege meine Energie zurück und ich schwinge immer zu meiner eigenen Mitte zurück. Es gibt Wackelstühle, die mich dazu zwingen, die Hälfte der Gehirnenergie dafür zu verbrauchen, dass ich nicht runterfalle. Da gibt es Absturzpanik. Sie fallen natürlich nicht runter, aber Sie verwenden die Hälfte Ihrer Energie für das Nichtfallen.«

Ich fiel zurück in den Zeittunnel. Die Neunzigerjahre des 19. Jahrhunderts. Frederick Taylor, Sohn wohlhabender Quäker aus Pennsylvania, geht mit einer Stoppuhr in der Hand durch eine Fabrikhalle. Er hat bemerkt, dass die Maschinen nicht richtig ausgelastet sind, weil die Arbeiter trödeln oder sich im Weg stehen oder ihr Werkzeug ungünstig platziert haben. Taylor denkt zum Beispiel über die optimale Größe von Kohlenschaufeln nach, um die schnellstmögliche Schaufelrate zu erreichen. Sein »Scientific Management« ist der Beginn dessen, was wir heute unter »Ergonomie« verstehen. Die Optimierung der Arbeitsbedingungen bedeutet oftmals die Anpassung an die Maschine. Die ungezügelte Herrschaft der Effizienz, die Robotisierung des Menschen bis hin zur totalen Fließbandarbeit, wie sie Henry Ford entwickelt. 1918 ist jeder zweite Wagen in den USA ein Ford Modell T. Von nun an sitzen die Menschen schon auf dem Weg zur Arbeit.

Deutschland 1970. Eimbeckhausen bei Hannover. Der Designer Wilhelm Ritz implantiert erstmals eine Gasdruckfeder in einen Stuhl. Um die Höhe zu verstellen, muss man nicht mehr schrauben, man betätigt einen Hebel. Mit dieser Erfindung beginnt das goldene Zeitalter des Bürostuhls. Amerikanische Unternehmen sind die ersten, die massenhaft einkaufen, sie erhoffen sich davon einen Rückgang der rückenschmerzbedingten Ausfalltage. Spätestens jetzt erfährt das Wort Ergonomie eine Umdeutung. Nun klingt es fast schon wie »Prävention«. Zwischen Fußkreuz und Lendenwirbelstütze entbrennt ein Wettrüsten.

Mit Einzug des Computers in den Achtzigerjahren muss auch der Bürostuhl neuen Anforderungen gerecht werden. Jetzt geht es nicht mehr bloß darum, den Körper beim Sitzen zu unterstützen, sondern ihn acht, zehn, zwölf Stunden am Stück zu unterstützen. Mit stetiger Zunahme von Sitzzeit und Rückenbeschwerden explodiert der Markt in den Neunzigerjahren. Aus dem Bürostuhl wird eine komplexe Sitzmaschine.

Das Summen der globalen Datenströme wurde leiser. Ich hörte wieder den Guru:

»Mit niemandem habe ich so viel Körperkontakt wie mit meinem Arbeitsstuhl. Normales Sitzen ist eine Art Probetod. Sobald Stress kommt, versteift man sich. Jede fehlende Bewegung dürfen Sie mit Atemaussetzern vergleichen. Wenn der Stuhl sich nicht bewegt und ständig Nein sagt, kriege ich so einen Hals. Wenn der Stuhl sich mitbewegt und permanent Ja sagt, kann ich mich gut fühlen.

Der Körper weiß, was er will. Wir sind nur nicht immer klug genug, es ihm zu gestatten. Er hat immer recht. Alles, was Spaß macht im Leben, verläuft nun mal rhythmisch. Sobald es rhythmisch wird, entspannen wir uns. Das ist beim Sitzen nicht anders als beim Tanzen.«

Die Andeutung eines Zwinkerns spielte um seine Augen. Ich kam wieder zu Bewusstsein, froh, angesichts meines täglichen Sitzpensums noch am Leben zu sein.

Der Vortrag des Gurus hatte mich so mitgerissen, dass ich gar nicht bemerkt hatte, dass ich überhaupt keine Frage zu stellen brauchte. Der Guru hatte mich vollkommen in seinen Bann geschlagen. Am liebsten hätte ich gleich einen Stuhl gekauft. Besser noch: ein neues Arbeitszimmer. Höhenverstellbarer Schreibtisch, eine um 90 Grad gedrehte ergonomische Maus, speziell angewinkelte Tastatur, Ablagen für meine Handballen; an dem Schreibtisch würde ich auch stehen können, vielleicht in den Bandscheibenschuhen aus dem Schaufenster. Ich überlegte kurz, was es kosten würde, mein Leben bandscheibengerecht einzurichten. Wie lange ich dafür wiederum sitzen müsste.

Der Guru zeigte mir noch ein Wackelgerät, mit dem angeblich Profisportler trainieren. Er bat mich auf die wackelige, an Federn aufgehängte Fläche und forderte mich auf, ein Bein anzuheben, um mir zu zeigen, wie instabil meine Körpermitte sei. Er stutzte.

Hätte ich ihm sagen sollen, dass ich gerade vom Sport kam?

Am globalen Schreibtisch

Dennoch hatte der Sitzguru recht, mit jedem Wort. Nie zuvor hatte ich jemanden so poetisch und so klug über Ergonomie bei Stühlen sprechen hören. Vielleicht ist dies auch der vorläufige Endpunkt der Entwicklung. Vielleicht ist der Bürostuhl tatsächlich bald so etwas wie der Videorekorder der Gegenwart: ein Auslaufmodell.

Erst glaubten wir, die Welt vom Schreibtisch aus zu beherrschen, dann beherrschte der Schreibtisch uns. Über Jahrmillionen entwickelte sich der Mensch zu einem laufenden Wesen, in etwas mehr als 150 Jahren wurde er zum Sklaven des Stuhls. Doch heute ist die ganze Welt ein Schreibtisch – und die natürliche Umgebung des Bürostuhls ein schrumpfendes Biotop. Wir können, Fluch und Segen gleichermaßen, mit mobilen Geräten immer und überall arbeiten. Auch im Liegen oder Stehen. Von zu Hause, von unterwegs, von der Bettkante, aus der Badewanne. 40 Prozent der Mitarbeiter von IBM tun das bereits.

Abgesehen von der Statik des Rückens und den erschlaffenden Rumpfmuskeln haben Mediziner einen weiteren Faktor entdeckt, der uns aufspringen lassen müsste: die Stoffwechselgifte. Jene Rumpfmuskeln, die bei normaler körperlicher Aktivität unter mäßiger Spannung stehen, wurden ausgemacht als Quelle von Enzymen, die Fette spalten und Cholesterin umwandeln. Während wir sitzen, sinkt die Ausschüttung dieser Enzyme rapide, der ganze Müll lagert sich an den Gefäßwänden ab. Leider macht Sport nach der Arbeit das nicht wieder rückgängig.

Mit Design allein ist dem nicht beizukommen. Deshalb wird es auf Dauer nur einen Ausweg geben. Wir arbeiten doch endlich wieder im Laufen, auf sogenannten »Walkstations«. Das sind Stehpulte mit Laufbändern. In den USA, Asien und zunehmend auch in Europa traben viele Büromenschen bereits gemächlich mit einer Meile pro Stunde. Nicht schweißtreibend, sondern gerade ausreichend, um die vitalen Funktionen in Gang zu halten. Die Mode findet viele Nachahmer, im Internet stehen Videos von Leuten, die sich ihre »Walkstation« aus einem Ikea-Regal und einem billigen Laufband selbst basteln. Endlich auch ein wissenschaftlicher Grund für die Jogginghose im Home-Office.

Trainierst du noch oder lebst du schon?

8. KAPITEL

Liebe deine Feinde

Gleich wird sie wieder singen. »Give me all your love today!« Doch mag Madonna auch noch so sehr darum bitten, der schlichte, vorwärtstreibende Popsong wird kaum jemanden dazu bringen, Liebe zu geben oder gar zu machen. Jedenfalls nicht hier.

Etwa drei Dutzend Leute sind in den großen Saal mit den verspiegelten Wänden gekommen, um sich selbst etwas Gutes zu tun. Madonnas hohe, dünne Stimme klingt, als würde eine Gruppe Cheerleader für Eiscremereklame singen. Dabei ist sie Mitte 50. Es scheint, als ticke die biologische Uhr im Rhythmus mit. Niemand hat damit ein Problem. Madonna liegt nur geringfügig über dem Altersdurchschnitt. Die Uhr tickt hier bei allen.

Wir halten Langhantelstangen in den Händen. Vorn, auf einem Podest, steht Markus, der Trainer. Vermutlich im gleichen Alter. Nur schlanker und sehniger. »Hoch die Dinger!«, ruft er in sein Bügelmikrofon. »Wir beginnen mit Kreuzheben und vorgeneigtem Rudern!«

Während der nächsten fünf Minuten, in denen Madonnas Stück aus den Lautsprechern knallt, werden wir scheinbar endlose Wiederholungen exerzieren, in wechselnder Geschwindigkeit und – bei richtiger Ausführung – zum Wohl unserer Rückenmuskeln sowie des gesamten Bewegungsapparates. Es folgen Kniebeugen im Ausfallschritt, Bankdrücken, Liegestütze, Seitheben, Bauchmuskel-Crunches. Ein komplettes Programm, eine Stunde, inklusive Aufwärmen und abschließender Dehnung. Immer die gleichen Muskelgruppen, immer in der gleichen Reihenfolge, immer zur gleichen Musik. Lady Gaga, Black Eyed Peas, David Guetta. Musik, die die meisten hier höchstens von den iPods ihrer Kinder kennen.

Wenn ich abends keine Motivation mehr habe oder mein Kopf noch rotiert, kann ich mein Gehirn bei Markus abgeben und mich von ihm eine Stunde lang durch den Kampf mit der Schwerkraft treiben lassen. Sport ist Arbeit. Arbeit ist Kraft mal Weg. Aber der Weg zum Sport ist manchmal mindestens genauso schwer.

Ich bin manchmal nicht sicher, ob ich Markus wirklich als Trainer im klassischen Sinn ansehen soll. Oder einfach als Vorturner und Bewegungsunterhalter, der für gute Laune sorgt und aufpasst, dass Neulinge sich nicht verletzen. Ein Mensch, der andere dazu animiert, sich zu bewegen. Auch darin liegt eine Qualität. Ein guter Entertainer und Einpeitscher ist schon das halbe Training. Markus hat viele Fans. Fast alle kommen regelmäßig. Die beiden Barbies hinten links etwa. Eine immer ganz in schwarz, die andere knallrosa. Oder der ältere Herr mit dem knitterigen T-Shirt. Seine Beine ragen aus altmodischen Turnhosen, die Strümpfe immer akkurat an den Waden hochgezogen. Einige haben in dem ballettsaalgroßen Raum schon Stammplätze. Konzentrierte Blicke in die riesigen Spiegel. Manche, um zu sehen, ob das bauchfreie Top gut sitzt, andere, um ihre Bewegungen zu kontrollieren.

Markus erklärt jede Übung, jedes Mal. Anfänger können

problemlos einsteigen. Fortgeschrittene arbeiten an der Feinabstimmung, etwa der präzisen Stellung der Füße bei der weiten Kniebeuge. Die strikte Choreographie hat einen Vorteil: Die Muskeln machen es irgendwann von allein. Ein paar Takte von The BossHoss und es ist klar: Jetzt ist der Bizeps dran.

Im Gegensatz zu Trainern, die Pilates-Stunden geben oder sich Schrittfolgen für Step-Dance-Kurse ausdenken, ist der kreative Spielraum für Markus stark eingeschränkt. Das Fitness-Studio hat dieses Kraftausdauer-Training lizensiert. Man spricht von einem »Kursformat«. Kursformate spiegeln wider, was gerade angesagt ist auf dem Fitnessmarkt. Derzeit wird überall Zumba gehüpft, eine Mischung aus Aerobic, Salsa und Bauchtanz. Es gibt choreographiertes Boxtraining, es gibt »Speedball«, »bodyArt«, »Flexi«, »XCO«. Der Franchise- und Lizenzmarkt für Bewegungs- und Bespaßungsanleitungen brummt. Der Stundenplan in meinem Studio ist voller als der einer Schule. Rund 150 Kurse pro Woche, von morgens um sieben bis abends um elf.

Unser Hanteltraining wird in den USA genauso praktiziert wie in Norwegen oder der Türkei. Zunächst mag es absurd erscheinen, auf Kommando Gewichte zu heben. Doch ist es auf Dauer heiterer und vor allem effektiver, als autistisch unter dem Kopfhörer an Geräten zu sitzen. Dort tun viele ohnehin nur, was sie sowieso schon können. Deshalb haben an Geräten tätige Männer oft gewaltige Brustmuskeln bei vergleichsweise schlanken Waden.

Beim Training gilt: Liebe deine Feinde. Gerade jene Übungen, die schwerfallen, brauchen besondere Aufmerksamkeit. Und: Es geht nicht um quantifizierbare Leistung. Vollkommen egal, wie viele Scheiben der Nachbar auf seine Stange legt. Es geht um die Qualität der Bewegung. Um das Gefühl für den Muskeltonus, das korrekte Ansteuern. Und das ausgewogene Training, das alle Muskelgruppen gleichermaßen fordert.

Bei der Auswahl des Fitness-Studios achten manche Leute auf die Kinderbetreuung oder die schönen Fernsehschirme. Bei mir fing es mit dem Schwimmbecken an. Im Sommer gehe ich schwimmen – draußen. Aber im Winter? Irgendwann hatte ich genug von den müffelnden Umkleiden und eingeschränkten Öffnungszeiten der städtischen Bäder. Beinahe jeder neue Sportpalast, der von einer der internationalen Fitness-Ketten eröffnet wird, verfügt über einen brandneuen 25-Meter-Pool, an dessen blitzsauberer Beckenkante zudem höfliche Manieren herrschen.

Radfahren oder Rollator?

Vor langer Zeit einmal, etwa im Mesozoikum der Fitness-Kultur, dachten die meisten Leute bei »Fitness-Studio« an Arnold Schwarzenegger. Noch immer sprechen manche verschämt von »Muckibuden«. Heute aber haben wir »Health Clubs«. Und der Gedanke, dass man seinem Körper nicht einfach beim Verfall zusehen möchte, hat weite Kreise der Bevölkerung erfasst. Noch nie hatten Fitness-Studios in Deutschland mehr Mitglieder als heute. 2005 waren etwa fünf Millionen Menschen Mitglied in einem Fitness-Club, 2011 waren es bereits sieben Millionen, knapp neun Prozent der Bevölkerung. Mal ungeachtet der Frage, wie viele davon Karteileichen sind, bei denen einfach nur der Beitrag vom Konto abgebucht wird: Das sind mehr als im Deutschen Fußballbund. Ein Grund dafür mag sein, dass wir jeden Tag mit Bildern bombardiert werden, auf denen junge gutaussehende Menschen ein perfektes Leben zu leben scheinen.

Durchschnittlich 35 Jahre hat das bundesdeutsche Fitness-Studiomitglied auf dem Buckel. Etwa das Alter, in dem der Körper beginnt, Muskelmasse ab- und Fettgewebe aufzubauen. Irgendwann spürt jeder: Wenn du jetzt nicht anfängst, etwas zu tun, kannst du dir gleich einen Rollator bestellen.

Zwei Millionen Deutsche gehen in Billig-Studios, wo man für einen Monatsbeitrag unter 20 Euro im Monat »einfach gut aussehen kann«. Die standardisierten Trainingspläne dort sehen aus wie Faltblätter von Ikea. Aber Ikea hat mehr Personal. Mittlerweile wurden sogar die echten Trainer eingespart. Über dem silberglänzenden Maschinenpark hängen Bildschirme, die Dehnungsübungen zeigen, vorgeführt von Computerfiguren, die sich mechanisch bewegen, so wie in den Sicherheitsvideos, die im Flugzeug vor dem Start gezeigt werden.

In den Kursräumen geht es zu wie in einem Science-Fiction-Film. Auf einem großformatigen, in die Wand eingelassenen LED-Bildschirm sagt ein »virtueller Trainer« die Übungen an. Davor stehen Menschen, schauen auf den Bildschirm und turnen nach. Aerobic, Pilates, Hanteln, Radfahren, sogar Yoga. Der »virtuelle Trainer« sagt immer zur selben Zeit den immer selben Durchhaltespruch: »Super! Gleich geschafft!« Unten rechts ist wie bei einem Youtube-Video die Restlaufzeit des Programms abzulesen.

Das Wichtigste steht unter dem plakatgroßen Bildschirm, in einer Schrift, die an die gesetzlich vorgeschriebenen Warnungen der Zigarettenreklame erinnert: »Informiere dich vor dem Training über unsere Gesundheitshinweise«. Vielleicht eine Formalität. Aber sie offenbart das eigentliche Risiko dieser einsamen, industrialisierten Form der Leibesertüchtigung: keine persönliche Ansprache, keine Erklärungen, keine Korrektur.

Für Fortgeschrittene mag eine solche Fitnessfabrik gefahrlos sein und in manchen Städten gibt es vielleicht keine Alternative. Unwissende, Ungeübte, Fehlmotivierte aber können so lange falsch trainieren, bis es wehtut. Niemand hält sie davon ab. Ein realer Trainer fasst die Leute an, erkennt ihre Schwächen, motiviert sie. Er vermittelt, wenn sie es selbst nicht mitbringen, das Wichtigste beim Sport: den Spaß. Und er fühlt sich im Zweifel sogar verantwortlich, wenn sich jemand in seinem Hantelkurs an einem Kaugummi verschluckt.

Einige meiner Freunde suchen aus Präventionsgründen regelmäßig eine Einrichtung auf, die sie »Rückenbude« nennen, analog zur »Muckibude«. Dort gibt es ausschließlich Gerätetraining. Dehnungsübungen oder Ausdauer kommen nicht vor. Die meisten sind trotzdem zufrieden. Ich halte ihnen keine Vorträge darüber, was an ihrem Training nicht stimmen könnte. Immerhin tun sie mehr als nichts. Jemand, der sich in ein solches Studio begibt, hat schon einen wichtigen Schritt getan: Er hat angefangen. Wenn er eines Tages weitergehen möchte, wird er den Weg finden. Ich glaube, ständige Bevormundung ist ein Grund, warum wir an so vielen Dingen den Spaß verlieren. Motivation funktioniert über positive Verstärkung. Sagt man jemandem: »Denk nicht an den rosa Elefanten«, erreicht man das Gegenteil.

Die Rückenbude ist von sachlich-demokratischer Schlichtheit und außerdem billiger als ein durchschnittliches Fitness-Studio. Sie vermittelt ihren Kunden das gute Gefühl einer effektiven Maßnahme. Man ist dort unter anderen, die ebenfalls etwas für sich tun. Zu sagen: Ich gehe zum Rückentraining, ist für manchen vielleicht auch eher vertretbar als ein normales Fitness-Studio.

Ein Hauch von medizinischer Anwendung weht über das Laminat der Trainingshalle. Die Hemmschwelle, sie zu betreten, ist geringer als anderswo. Es herrscht nicht der bauchfreie Leistungsdruck mancher sportindustrieller Vergnügungsbetriebe. Muskelshirts sind ausdrücklich unerwünscht. Ausgebeulte Jogginghosen und zehn Jahre alte T-Shirts von Vertretertagungen sind okay. Dicke und ältere Menschen gehen ebenso wie tätowierte Mittzwanziger mit schweigendem Ernst ihren biomechanischen Verrichtungen nach. Nur gelegentlich ist hinter einer Maschine ein leises Ächzen zu hören. Einige Subversive tragen Kopfhörer. Jede Übung wird auf der Karteikarte festgehalten, egal wie schlumpfig ihr Inhaber herumläuft. Die Gefahr, etwas falsch zu machen, ist relativ gering, die Möglichkeit, sich dabei zu entwickeln, auch. Immerhin hat eine Freundin damit einen Schulter- und einen Beckenschiefstand wegbekommen.

In regelmäßigen Abständen wird ein betreutes Training angeboten, dann wird ein neuer Plan mit veränderten Gewichten und Übungen erstellt. Man kann sich von einem Sportarzt untersuchen lassen. Auf das Gefühl guter Betreuung wird Wert gelegt. Von Betreuten und Betreuenden gleichermaßen. Vor einigen Jahren machte ich für eine Reportage ein Probetraining bei einer großen Rückenbudenkette. Es handelte sich um ein Riesenstudio, aber nur eine Mitarbeiterin war anwesend. Sie trug weiße Kleidung wie eine Krankengymnastin. Doch die Einführung verlief etwas holprig. Während sie mir die Geräte erklärte, ging sie zwischendurch ans Telefon oder nahm Paketlieferungen entgegen. Sie merkte, dass ich nicht auf Anhieb einen Vertrag unterschreiben würde, und verlor rasch das Interesse. Als ich die Unternehmenszentrale anrief, um sie mit dem Erlebten zu konfrontieren, rief noch am selben Tag der Chef selbst zurück.

Den etwas höheren Monatsbeitrag in meinem Fitness-Studio betrachte ich als direkte Investition in Lebensqualität, wichtiger als beispielsweise ein größeres Auto. Wenn ich drei- oder viermal die Woche meine Magnetkarte am Check-in-Lesegerät vorbeiziehe, möchte ich meine Zeit nicht einfach totschlagen. Manchmal empfinde ich es als Wohltat, mein Gehirn bei Markus abzugeben. Das Studio hat mir auch geholfen, die Winter ohne Blues zu überstehen. Hier lernte ich endlich richtiges Yoga und mit über 40 noch die Rollwende beim Kraulschwimmen. Ich habe an den Hanteln schon härteste Öko-Dogmatiker getroffen oder Leute, die auf dem Cross-Trainer Thomas Mann lesen.

Fitness wurde noch vor 20, 30 Jahren gebetsmühlenartig verdammt. Auch ein bequemer intellektueller Snobismus legte Wert darauf, keinen Sport zu treiben. Das waren Zeiten, als Jane Fonda in ihren Aerobic-Videos noch Dauerwelle und rosa Stulpen trug. Seit mehr als 100 Jahren gibt es das sogenannte Bodybuilding. Den Begriff prägte ein Kraftmensch aus Königsberg, der sich Eugen Sandow nannte und in London eine Reihe von Studios betrieb. Er wurde sogar Personal Trainer des britischen Königs George V. Viel länger schon trainieren Menschen ihren Körper in geschlossenen Räumen. Bereits vor dem Ersten Weltkrieg gab es, nicht nur in Deutschland, die Bewegung der sogenannten »Körperkultur«.

Schichtwechsel in der Fitness-Fabrik

Gibt es überhaupt noch echte »Muckibuden«, wo Steroidbrocken ihre Arme aufpumpen? Die Buden sind beinah ausgestorben, längst haben internationale Konzerne den Markt unter sich aufgeteilt. »Health Clubs« sind mittlerweile Themenparks, groß wie Kaufhäuser. Zur Prime Time, am frühen Abend, brummen sie vor Fitness, wie der Maschinenraum im Bauch eines Schiffs. Dann ist an der endlosen Reihe von Laufbändern mehr los als an den umliegenden

Kneipentresen. Aber die Männer mit den dicken Armen gibt es noch. Man sieht sie durch die riesige Glaswand, die den Kursraum von jenem Bereich trennt, wo die traditionellen Pumper sich bevorzugt aufhalten. Ihr angestammter Lebensraum ist dort, wo die großen Stangen mit den dicken Gewichten stehen. Manchmal können sich selbst die zur Neutralität verpflichteten Trainer ein Aperçu über »die Jungs da draußen« nicht verkneifen. Jeder stemmt und wurschtelt da für sich. Jeder auf seinem eigenen Planeten, in seinem Hantel-Hamsterrad.

Die Glasscheibe trennt die alte und die neue Fitness-Welt. Auf der einen Seite: Männer, die den Heldentod auf der Hantelbank sterben. Mit enormen Delta- und Pectoralis-Apparaten, mit hypertrophem Latissimus, bei deren Übungen einem schon vom Zuschauen die Gelenke schmerzen. Auf der anderen Seite Leute, die eher Wohlbefinden als optische Wirkung suchen – und aufgeschlossen für neue Entwicklungen sind, ja, nach Jahren der Trainings-Routine jede Abwechslung begrüßen.

Das Studio, immer auf der Höhe der Fitness-Trends, probiert gern Reha-Techniken. Eine heißt zum Beispiel »Flexi-Bar«. Dabei handelt es sich um eine biegsame Stange aus Kunststoff mit kleinen Gummi-Gewichten an den Enden. Man fasst sie in der Mitte und versetzt sie in Schwingung. Dann versucht man, den Arm zu fixieren und die Rumpfmuskeln müssen die Schwingung ausgleichen. Diese Methode wurde eine Weile von Therapeuten und Frauenzeitschriften gleichermaßen in hohen Tönen gepriesen. Ebenso wie das »Xco« genannte Gerät, eine Alu-Röhre mit Granulat gefüllt, die an ein großes Percussion-Instrument erinnert. Sie wird in eine Richtung gewuchtet und ruckartig abgebremst. Auch dabei sind die bei Sitzmenschen zur Verkümmerung neigenden Rumpfmuskeln gefordert. Die Wirkung solcher Übungen ist nachhaltiger, wölbt sich aber nicht so auffallend unterm T-Shirt.

Wir hier drinnen – wir sind mittlerweile die schwitzende Mehrheit. Nicht nur demografisch, weil wir als erste Generation erleben werden, dass mehr als die Hälfte der Bevölkerung über 50 sein wird. Sondern auch, weil wir als erste Generation nicht darauf bauen können, unsere morschen Knochen noch auf umfassende medizinische Versorgung oder gar eine komfortable Frührente zu betten.

In den Umkleiden hängt ein Plakat: eine Frau in Yoga-Position. »Age: 36« steht da. Und drunter: »Body Age: 29«. Wenn Fitness-Menschen vom »New Aging« sprechen, meinen sie damit nichts Esoterisches. Sondern die Tatsache, dass man dem Unausweichlichen wohl ein paar Jahre abtrotzen kann, wenn man nur konsequent daran arbeitet. Das Körperalter, das gefühlte Alter ist das wirkliche Alter. Eine alte Weisheit. Manchmal klingt sie allerdings auch wie ein kalifornisches Ammenmärchen.

Im Fitness-Studio entwickelt sich eine eigenartige Wahrnehmungssphäre, eine künstliche Wirklichkeit, eine Parallelwelt mit eigenen Codes. Ein Fitness-Studio ist auch ein riesiger Balzplatz. Es wird permanent gescannt, abgecheckt und fast nur nonverbal kommuniziert. In Trainingshosen sind wir alle gleich – solange sie von der richtigen Marke sind. Manche Leute erklimmen mit einem »Hallo, na, auch hier?« den Gipfel ihrer sozialen Kompetenz. Nicht jeder, der hier schweigt, kann ein Philosoph sein. Trotzdem ergibt die Summe dieser Grüß- und Nickbekanntschaften bisweilen schon das heimatliche Gefühl einer Dorfgemeinschaft.

Neulich war ich beim Rückengymnastik-Kurs. Es gab Partnerübungen. Zu meinem Nachbarn gesellte sich eine charmante, überaus attraktive Frau, die schon während der Übungen anfing, heftig mit ihm zu flirten. Er kam dermaßen aus dem Konzept, dass ihn jede Übung doppelte Anstrengung kostete. Besonders die Balance-Übungen, bei denen man auf einem Bein steht, wollten ihm nicht mehr gelingen. Zum Ende der Stunde war er vollkommen fertig. »Na, lebst du noch?«, fragte sie ihn.

Solche Situationen erscheinen mir manchmal wie Klischees. Ähnlich den Klischees, welche die Soap-Darsteller auf den Bildschirmen vor den Laufbändern spielen. Man könnte die Frage, ob er denn lebe, auch einem Jogger stellen, der mit hochrotem Kopf durch den Park jagt, anstatt mit einem Lächeln und moderater Pulsfrequenz zu laufen. Der Jogger strampelt vielleicht sogar unter einem größeren, selbst geschaffenen Leistungsdruck, weil kein Trainer ihn korrigiert. Aber er muss sich nicht rechtfertigen; er scheint einer grundgesunden, ja basisdemokratischen Bewegungsform nachzugehen. Freizeitsportler neigen dazu, sich zu überfordern. Triathleten, männlich, über 40, sind gute Kunden beim Physiotherapeuten. So wie es eine work-life-balance gibt, gibt es auch eine sports-life-balance. Trainierst du noch oder lebst du schon?

Gegen Ende der Hantelstunde mit Markus. Wir haben sehr viel schreckliche Musik gehört. Das Training hat auch eine mentale Komponente: Konzentration unter widrigen Umständen. Lange schon schaut niemand mehr auf, wenn Markus beim Country-Rock von The BossHoss ein »Yeeeehaw!« ins Mikro ruft. Da beißen alle die Zähne zusammen und versuchen, die etwa 100 Bizeps-Curls durchzuhalten. Wir tragen keine Cowboyhüte und reiten keine Pferde zu. Wir haben Schreibtischberufe. Manchmal wirkt es etwas befremdlich, eine solche Ansammlung von Menschen zu sehen, die entschlossen sind, das Beste aus sich zu machen. Eine Übung für die Gesichtsmuskeln könnten wir vielleicht öfter auf den Trainingsplan setzen: Lächeln.

9. KAPITEL

Kraft-Training – die Arbeit am Weg

Was uns zusammenhält

15 von 21 Punkten. Das ist in nüchternen Zahlen der aktuelle Stand meiner körperlichen Verfassung. Nicht berauschend. Aber ganz okay. Danke, mir geht es gut. Keine Beschwerden, heute jedenfalls. Ich kann damit leben. Mit 48 Jahren strebe ich keine zweite Karriere als Sportler mehr an. Ich bin jeden Tag dankbar, in unbeschadetem Zustand aufzuwachen.

Ich besuche den Physiotherapeuten Oliver Schmidtlein in München, eine Kapazität auf seinem Gebiet. Er war lange Zeit Reha-Trainer des FC Bayern München und der DFB-Nationalmannschaft. Viele andere Spitzensportler engagierten ihn als Personal Trainer. Wie fit bin ich in seinen unbestechlichen Augen?

15 von 21 Punkten. Das ist das Ergebnis des »Functional Movement Screen«, den ich gerade absolviert habe. Kein Drama, ich hatte nicht erwartet, gleich aufs Siegertreppchen zu steigen. Trotzdem machen wir natürlich unsere Witze.

»15 Punkte sind gar nicht schlecht. Mancher Profifußballer schafft keine 15 Punkte. Und die sind halb so alt wie du. Wenn wir uns regelmäßig sehen würden, könnte ich richtig mit dir arbeiten.«

»Danke! Wäre ich ein Patient für dich?

»Absolut nicht.«

Pause.

Wenn ich sein Grinsen sehe, das Funkeln in diesen klaren graublauen Augen, dann verstehe ich, wie Oliver es schafft, Spitzensportler zu motivieren. Er lässt einem das Gefühl: Da geht noch was. Aber er sagt es nicht. Man kommt von allein drauf.

Die Augen verraten es nicht: Aber sie scannen permanent, keine Schwäche bleibt ihnen verborgen. Wie viele Körper er schon begutachtet hat und wie viele Superkörper, vergesse ich sofort. Oliver ist immer ganz da. Seine Aufmerksamkeit ist unteilbar.

Im Eingangsbereich seiner Praxis hängen Vitrinen mit Fotos und Widmungen all der berühmten Sportler, die sich in seine Hände begeben haben. Katarina Witt, Franziska von Almsick, Jürgen Klinsmann, Oliver Bierhoff. Haile Gebrselassie, der Marathon-Weltmeister.

Wenn man durch die Glastür in den Trainingsraum kommt, sieht es aus wie in einem Fitness-Studio der Zukunft. Die Schlingen, Seilzüge, die von der Decke in dem lichtdurchfluteten Raum hängen, die sonderbaren Bälle und Kissen gibt es vielleicht irgendwann auch in normalen Studios. Oliver Schmidtlein ist immer ein paar Schritte voraus. Zum einen hat er lange in den USA gearbeitet und dort einige Erfahrungen mit der dort extrem professionalisierten Trainingswissenschaft gemacht. Zum anderen treibt ihn die fortwährende Neugier, was den Menschen, wenn schon nicht im Innersten, aber doch wenigstens muskulär zusammenhält.

Sein Studio ist ein Tempel der Physiotherapie. Doch gibt es hier keine Religion. Keinen Hokuspokus, nichts Übersinnliches. Keinen Lifestyle. Es gibt nur die Wahrheit. Deine Wahrheit. Nirgendwo sonst erfährst du so schnell, wo deine

Grenzen liegen, und kannst sie durch sinnvollen Einsatz von Energie so nachhaltig verschieben wie bei der Auseinandersetzung mit physikalischen Kräften. Betonung auf »sinnvoll«.

Der »Functional Movement Screen«

Oliver steht da wie eine Feder. Leicht und beweglich, die Kraft scheint aus ihm herauszuleuchten, nicht allein die physische Energie. Pure Unternehmungslust. In der Hand hält er eine Kamera und ein Klemmbrett mit dem Testbogen des »Functional Movement Screen«. Diese Bewegungsanalyse wurde von dem amerikanischen Physiotherapeuten Gray Cook eingeführt, als überprüfbares Raster für grundlegende Bewegungsabläufe des menschlichen Körpers. Der »Functional Movement Screen« ist keine orthopädische Diagnose, er ist dafür gedacht, Schwächen und Instabilitäten bei Gesunden aufzuspüren und ihre Bewegungsabläufe zu verbessern. Sieben einfache, jedoch aufschlussreiche Bewegungen. Es geht nicht um Wettbewerb, es geht darum, zu sehen, was ist. Und das, was nicht so leicht zu entdecken ist, jedenfalls nicht für ungeübte Augen.

Erste Übung: »Deep Squat«, die tiefe Kniebeuge, so tief, bis das Gesäß die Fersen berührt. Dabei halte ich eine Stange mit gestreckten Armen über dem Kopf. Einatmen, tief runter, und beim Ausatmen hochkommen. Kein Problem.

Zweite Übung: »Hurdle Step«, Hürdenschritt. Oliver spannt ein Seil zwischen zwei kleine Pfosten, knapp 50 Zentimeter hoch. Auf meinen Schultern liegt die Stange. Zuerst das rechte Bein heben und über das Seil auf den Boden setzen, dann zurück und dieselbe Bewegung mit dem linken Bein. Ging doch.

Dritte Übung: »In Line Lunge«, Ausfallschritt, beide Beine auf einer Linie. Ich halte die Stange senkrecht hinter meinem Rücken, wie einen Besenstiel, eine Hand greift von oben, die andere von unten. Zuerst das linke Bein vorn, absenken, bis das rechte Knie den Boden berührt, wieder hochkommen, dann die andere Seite. Zwickt etwas im Knie, geht aber.

Vierte Übung: »Shoulder Mobility«. Schulterbeweglichkeit. Ich versuche die Hände hinter meinem Rücken zu greifen. Ein Arm von oben, einer von unten. Nur darf ich die Hände nicht benutzen, sondern mache Fäuste. Die Übung ist mir vertraut, ich mache sie nach dem Schwimmen und manchmal beim Yoga, da dürfen die Hände greifen. Ohne den Zug der Hände muss ich meine Fäuste mit einer komplexen Anstrengung zusammenführen. Oliver misst den Abstand: knapp 22 Zentimeter. Wieder verzieht er keine Miene.

Fünfte Übung: »Active Straight Leg Raise«. Auf dem Rücken liegend das gestreckte linke Bein hochziehen, während das rechte ausgestreckt am Boden liegen bleibt, ohne Hilfe der Hände. Mache ich fast immer nach dem Training, um die Rückseite der Oberschenkel zu dehnen, dann allerdings mit den Händen.

Sechste Übung: »Trunk Stability Push up«, Liegestütz zur Beurteilung der Rumpfstabilität. Ich setze die Hände auf Höhe meines Kinns zu Boden, lasse mich mit festem Rumpf absinken und drücke mich wieder hoch. Hatte ich gesagt, dass ich die Schwerkraft mag?

Siebte Übung: »Rotatory Stability«. Rotationsstabilität. Ich knie im Vierfüßlerstand auf dem Boden, dann hebe ich den linken Arm nach vorn und strecke das linke Bein waagerecht nach hinten und führe Knie und Ellenbogen unter dem Bauch zusammen. Sollte ich jedenfalls. Aber es geht nicht. Meist macht man diese Übung diagonal, also: rechter

Arm und linkes Bein. Das wäre kein Problem. Aber beide Extremitäten auf einer Seite? Kaum zu schaffen, ohne dass ich mit dem Rumpf ausweiche und das Gewicht verlagere. Ein extrem komplexer Bewegungsablauf, der Stabilität und Koordination in mehreren Ebenen verlangt. Sportler brauchen diese Stabilität für schnelle Richtungswechsel und Explosivkraft, aber auch beim Tragen von schweren Gegenständen ist sie äußerst nützlich. Daran könnte ich wohl noch arbeiten.

Nun folgt Olivers Analyse.

Bei Übung eins, den tiefen Kniebeugen, habe ich die Fersen leicht erhöht. Deshalb nur zwei von drei Punkten.

Übung zwei: Beim Hürdenschritt hat mein linkes Bein sich nach innen gedreht. Das Becken blieb nicht stabil. Das rechte Bein hat sich beim Anheben nach außen gedreht. Zwei Punkte.

Übung drei: Ausfallschritt. Keine Beanstandungen.

Übung vier: Schulterbeweglichkeit. Volle Punktzahl.

Übung fünf, sechs: Keine Beanstandungen.

Übung sieben: »Hast du ja selbst gesehen.«

15 von 21 Punkten. Was sagt das?

Erstens: Bei den Übungen des »Functional Movement Screen« geht es weniger um die primäre Bewegung, auf die ich mich konzentriere, wie zum Beispiel das Heben des Beins. Es geht vielmehr um die Ausweichbewegungen, mit denen ich versuche, Schwächen auszugleichen. Diese Ausweichbewegungen mache ich unbewusst, sie sind tief einprogrammiert und fallen mir im Alltag nicht weiter auf. Aber sie bedeuten Instabilität, sie können zu Verletzungen, zu gravierenden Beschwerden oder auch zu einem Bandscheibenvorfall führen.

Zweitens: Egal, wie gut und schön man trainiert, es gibt keinen perfekten Endzustand. Fitness ist ein Prozess, eine lebenslange Aufgabe. Es ist, wie das ganze Leben, ein dynamischer Vorgang, bei dem es nicht so sehr auf ein fertiges Ergebnis ankommt, sondern auf den Weg, den man geht. Wie schaffen wir es, dass er uns zumindest weiter führt, als die 500 Schritte, die der Durchschnittsdeutsche angeblich pro Tag aus eigener Kraft zurücklegt?

Oliver ist sicher, dass mein Bandscheibenvorfall damals von einer Unbeweglichkeit im Oberkörper rührte. Wenn ein Teil der Wirbelsäule unbeweglich ist, muss dafür ein anderer umso beweglicher werden. Aber er ist dafür vielleicht nicht stabil genug. Die Energie, zum Beispiel einer Drehbewegung, wird nicht von Muskeln aufgefangen, sondern an die Wirbelsäule weitergegeben. »Deine Probleme im unteren Rücken kamen ursprünglich von der Brustwirbelsäule. Aber die Ursache zu erkennen, heißt noch nicht, die Lösung zu wissen. Wenn du damals die Brustwirbelsäule mobilisiert hättest, wären davon deine Schmerzen nicht weggegangen.«

Nach wie vor sitze ich unendliche Stunden am Schreibtisch. Ich halte mit einem lockeren Bewegungsprogramm dagegen. Ich habe nicht mehr jeden Tag Zeit, um raus an den See zu fahren. Doch sind Sport und Bewegung in jeder Form in meinen Alltag integriert wie Zähneputzen. Schwimmen, Yoga, Hanteltraining, Joggen, was gerade passt und Spaß macht. Kein Freizeitstress, kein Leistungsdruck. Einfach nur eine tägliche Bewegungseinheit, wenn möglich. Wenn beim Badminton oder Beachvolleyball niemand lacht, stimmt für mich etwas mit dem Spiel nicht. Der Rücken bleibt meine Alarmanlage. Sie schlägt an, wenn ich mir zu viel aufgeladen habe. Dann schalte ich einen Gang zurück. Ansonsten bin ich schmerzfrei.

Doch meinen Alltag, wie den aller Freunde des Wortsports, bestimmt ein Zustand, den Oliver Schmidtlein »gluteale Amnesie« nennt. Anders ausgedrückt: Wir haben vergessen, dass wir einen Arsch haben. Weil wir die ganze Zeit darauf sitzen.

»Gluteus« ist der lateinische Begriff für »Gesäßmuskel«. Ohne die Gesäßmuskeln wären Gehen, Aufstehen, Springen und Treppensteigen unmöglich. Unser Becken würde nach vorn kippen. Wenn wir an den Rücken denken, dann selten an seinen verlängerten Teil. Dorthin strahlt dann höchstens Schmerz aus.

Oliver stellt mir ein kleines Programm seiner »korrigierenden Übungen« zusammen. »Ziel: allgemeine Rumpfstabilisation mit selektiven Bewegungen, hüftdominantes Muster aktivieren, Brustwirbelsäule mobilisieren, Reaktionszeit der Bauchmuskeln verbessern, Rotationsstabilität aktivieren, Hürdenschrittmuster anbahnen.« So steht es in der E-Mail, die ich schon auf meinem iPhone habe, als ich die Umkleide betrete. Diese Mail werde ich in den kommenden Wochen immer wieder öffnen, die Fotos anschauen, die Oliver von mir gemacht hat, und die Übungen wiederholen. Etwa zwei- bis dreimal die Woche zum Aufwärmen vor einem anderen Training.

Auf den ersten Blick wirken die Übungen unspektakulär, kein Glamour, keine sportlichen Heldentaten. Einbeinige Brücke mit angezogenem Knie, Seitstütz mit Rotation, eine Übung mit dem Gymnastikball, ein paar Übungen mit dem Theraband oder Tubes. Man kann sie einfach und beinah überall machen. Man braucht keine Geräte und kein Fitness-Studio. Folglich gibt es auch keine Ausreden. Die Bewegungen sehen eigentlich ganz einfach aus, fordern jedoch volle Konzentration. In der landläufigen Vorstellung hat Sport etwas mit großen Gewichten, langen Strecken oder hohem Puls zu tun. Hier ist es die Vielzahl von beteiligten Rumpfmuskeln und ihr Zusammenspiel, das mir nach wenigen Minuten den Schweiß von der Stirn tropfen lässt.

Physiologisch gesehen kommt es zu Rückenschmerzen und Bandscheibenvorfall meist wegen zu schwacher Muskeln. Einer »Instabilität«. Das kann einem auch widerfahren, wenn man scheinbar fit ist. Oliver sagt, am schlechtesten trainiert seien die Ausdauersportler. Sie kümmerten sich am wenigsten um ihre Rumpfmuskulatur. Die Rumpfmuskulatur ist das A und O. Sie ist das Kraftzentrum für sämtliche Bewegungen. Sei es bei einem Basketballspieler, der beim Dribbling permanent schnelle Stop- und Drehbewegungen macht, bei einem Tennisspieler, der seinen Aufschlag übers Netz bringen will oder einem Schwimmer, der möglichst flach im Wasser liegen will. Im Rumpf liegen der Schwerpunkt des Körpers und die Quelle wirklicher Kraft.

Es geht um Muskeln, aber nicht immer um die sichtbaren. Allgemein werden die Muskeln der Extremitäten von Freizeitsportlern oft überbewertet. Aufgepumpte Oberarme und Brustmuskeln zum Beispiel. Ihr Nutzen im Alltag ist gering, sie sind sogar eher hinderlich, wenn sie die Beweglichkeit einschränken oder Anzüge und Hemden nicht mehr passen. Dennoch zählen Bizeps-Curls und Bankdrücken zu den Lieblingsübungen der meisten männlichen Fitness-Studiobesucher, nahezu überall auf der Welt.

Zur Grundausstattung eines gesunden Menschen zählen 656 Muskeln, bei Männern machen sie etwa 40 Prozent, bei Frauen knapp 25 Prozent der Körpermasse aus. Mit nicht einmal 100 davon, die wir bewusst ansteuern, kommen wir durch die meisten Alltagssituationen. Dabei laufen immer unwillkürliche Prozesse ab, die wir gar nicht bemerken. Bei jeder natürlichen Bewegung springen neben den hauptsächlich beanspruchten Muskeln weitere Mit- und Gegenspieler an, zusammen mit den Sehnen, Gelenken und Nerven bilden sie eine sogenannte »kinetische Kette«. Viele Muskeln wirken in Paaren oder einander entgegen. Ein ungeheuer komplexes Zusammenspiel, das in unserem motorischen Gedächtnis abgelegt ist. Wie lange brauchen wir als Kleinkinder, ehe wir aufrecht gehen können, bis Wahrnehmung und Koordination im Raum uns ermöglichen, einen Ball zu fangen und zurückzuwerfen? Diese motorischen und koordinativen Fähigkeiten schulen wir zeitlebens. Deshalb sagt Oliver: »Wir trainieren nicht Muskeln, sondern Bewegungen.«

Training in der dritten Dimension

Unsere Bewegungen verlaufen nicht eindimensional wie in einer Trainingsmaschine, alles fließt und ändert sich permanent. Natürlich tut jemand mehr als nichts, wenn er in Geräten trainiert. Aber primär trainiert er Muskelzuwachs und nicht den Gebrauch dieser Muskeln. Vielleicht verlernt er sogar Bewegungsmuster, weil er seinen Körper auf isolierte Anstrengung konditioniert. Und das Ergebnis ist nicht annähernd vergleichbar mit einem Training im freien Raum. Das Wiederholen einer Übung führt nicht notwendigerweise dazu, dass der Körper lernt, sie richtig auszuführen. Es kann sogar eher dazu führen, dass alte Muster verstärkt werden. Auf diese Weise bleiben starke Muskeln kräftig, während schwache Muskeln schwach bleiben.

Wird ein Körper in eine Maschine eingespannt, verhält er sich selbst wie eine Verlängerung des Apparats. Doch unser Leben ist komplexer, erst recht in sportlichen Situationen. Beinahe jede Bewegung erfordert eine Übertragung von einem Arm zum anderen, von einem Bein aufs andere oder von den Beinen zu den Armen. Dabei ist der Rumpf das Verteilungs- und Kraftzentrum, das »Powerhouse« oder die

»Power Engine«, wie es Joseph Pilates beziehungsweise Moshé Feldenkrais genannt haben. Beide waren weder Mediziner noch examinierte Physiotherapeuten. Beide haben heute anerkannte Bewegungsschulen begründet, die darauf basieren, dass die grundsätzliche Stabilität aus dem unteren Bereich des Rumpfes, den Bauchmuskeln, der Lendenwirbelsäule und des Beckens kommt.

Stabil bedeutet nicht: steif. Im Gegenteil. Die tiefen Rumpfmuskeln reagieren normalerweise in Sekundenbruchteilen. Wenn wir zum Beispiel eine Steigung hinaufgehen, muss unser Körper sich vorneigen, gleichzeitig balancieren und in die entgegengesetzte Richtung abdrücken, um Schwung für die Bewegung nach vorn zu holen. Auf den ersten Blick mag es scheinen, die Hauptarbeit dabei würde von den Beinen erledigt. Ohne Balance aus dem Rumpf jedoch würden wir vornüberfallen. Deshalb ist die erste Phase einer Schrittbewegung eine koordinierte Aktion der Rumpfmuskeln, um die nötige Stabilität zu erzeugen, die es ermöglicht, ein Bein zu heben und nach vorn zu bringen. Dann erst trägt das Bein uns einen Schritt voran.

Ist die Steigung zudem noch schlüpfrig, etwa nach einem Regenschauer, können wir beobachten, wie schnell unsere Rumpfmuskulatur reagiert. Wenn wir ausrutschen und uns auffangen, müssen wir in exakt der notwendigen Zeit mit dem richtigen Kraftaufwand auf einem Bein ein Mehrfaches unseres Körpergewichtes auffangen und balancieren, während das andere nur noch einen Bruchteil tragen muss. Diese Kraftverteilung läuft über den Rumpf.

Vielleicht freuen wir uns, dass wir den Ausrutscher sicher abgefangen haben, vielleicht denken wir auch gar nicht darüber nach. Die tiefen Muskeln in Rücken und Bauch sind reflexgesteuert. Sie springen automatisch mit an, wenn sie gebraucht werden. Sind diese motorischen Programme durch mangelnde Bewegung oder einseitiges Training verändert worden, reagieren sie zu spät, zu schwach oder sie ermüden schnell. Das sind die Schwachpunkte, die der Test aufdeckt.

»Functional Training«. Das klingt zunächst sehr sachlich. Es ist ein sanftes und bewusstes Training, bei dem es um die Qualität der Bewegung geht. Die Bewegung bewusst ansteuern und spüren. Denn das Gehirn trainiert bei jeder Wiederholung mit. In Olivers Studio summt die Luft vor Konzentration. Dieses Summen ist vielleicht, was er den »guten alten Traditionalismus des Sports« nennt. Beschränkung auf das Wesentliche.

In einer Ecke des Raumes ist ein regelmäßiges »Kadung!« zu hören. Dort trainiert ein Fußballer, der über die rechte Körperseite in einer Drehung einen Ball gegen die Wand wirft und dabei ein Bein anhebt. Er ist gut einen Meter neunzig groß und schlank, recht groß für diese Sportart. Er hat dadurch einen hohen Körperschwerpunkt und verletzt sich öfter mal. Neben mir macht eine knieverletzte Handballerin einbeinig Kniebeugen von einem Kasten herunter. Hinten links auf der Matte ein Mann im Seitstütz, seine Augen leuchten, die Wangen glühen. Als er das erste Mal zu ihm kam, erzählt Oliver, rief er an, als er vor der Tür stand. Er traute sich nicht, sie allein zu öffnen. Man hatte ihm eingeredet, solche Bewegungen seien Gift für seinen Rücken. Organisch fehlte ihm nichts. Er war einfach verspannt. Klassischer Nocebo.

Zugegeben: Wir sind hier außerhalb der Sphäre von Kassenrezepten. Oder überhaupt irgendeiner Standardlösung. Eine gesetzliche Krankenkasse zahlt pro Einheit 20 Minuten. Das wäre bei Oliver Schmidtlein noch nicht einmal das Eingangsgespräch. 20 Minuten reichen eigentlich für gar nichts. Da kann man gleich zu Hause bleiben.

Zu Oliver kommt niemand, der sich nicht selbst aufgerafft hat, niemand, der nicht motiviert ist. Er nimmt jeden so ernst, wie er jene Sieger ernst nimmt, die auf den Fotos in seinem Foyer ihre Medaillen hochhalten. Oliver hat kein Geheimrezept. Er weiß, wie er dich packen kann. Entweder du gehst mit oder du gehst woanders hin.

In den folgenden Wochen gehe ich seinen Weg. Die »korrigierenden Übungen« baue ich in mein normales Training ein, egal, wo ich gerade bin, auf Reisen, in einer dieser oftmals bescheidenen Turnecken, die von Hotels als »Fitnessbereich« bezeichnet werden, im Fitness-Studio oder zu Hause. Es braucht kaum mehr als ein wenig Platz auf dem Boden.

Die Wirkung stellt sich allmählich ein. Es ist nicht so, als ob man eine Pille nimmt oder irgendwo mit der Maus draufklickt. Die Bewegungsabläufe stellen sich um. Nach zwei Wochen bemerke ich, dass ich beim Schwimmen meine Bauchmuskeln besser ansteuern kann und flacher im Wasser liege. Dadurch gleite ich länger bei jedem Zug und werde besonders beim Kraulen deutlich schneller. Alles geht auf einmal so leicht. Nach einiger Zeit erreiche ich sogar in einem 25-Meter-Pool euphorische Zustände wie damals im See.

Joggen ist wie gesagt nicht meine Paradedisziplin. Besonders Männer über 40 Jahre, über einen Meter 80 groß und über 80 Kilo schwer, sind gut beraten, vorsichtig zu laufen. Tragischerweise wollen sie es gerade dann oft noch mal wissen und verausgaben sich über 80 oder 100 Kilometer pro Woche. Keine Seltenheit unter den rund 25 Millionen Läufern in Deutschland.

Bei jedem Schritt landet etwa das Dreifache des Körpergewichts auf Hüften, Knien oder Sprunggelenken. Bei manchen Joggern tut mir schon das Zuschauen weh. Deshalb würde ich den Grundsatz des Functional Training jederzeit unterschreiben: erst mal lernen, auf einem Bein zu stehen und das normale Körpergewicht zu halten, erst mal Voraussetzungen schaffen, um unbeschwert laufen zu können. Ein schlechter Schwimmer sieht vielleicht aus, als kämpfte er mit einem Krokodil, doch das Wasser gewährt ihm gnädig Auftrieb und er selbst ist irgendwann einfach erschöpft. Viele Läufer aber »laufen sich was rein«, wie es so schön heißt, weil sie Warnsignale ihres Körpers überhören. Sie halten sich noch für Sportler, weil sie das als Jugendliche mal waren. Heute sind sie Geschäftsführer bei xy.com und üben ihren Sport meist passiv aus, vor dem Fernseher.

Im Fernsehen schauen wir Leuten zu, die Sport als Vollzeitberuf ausüben. Sie tun es für Geld. Und werden von Trainern, Ärzten, Beratern, Sponsoren dazu gebracht, Höchstleistungen zu vollbringen, nicht selten in Disziplinen, bei denen bis zum Pupillenstillstand gedopt wird. Profisportler sind moderne Gladiatoren. In der Antike kämpften die Sklaven um ihre Freiheit, heute umweht den Profisportler der Mythos vom möglichen sozialen Aufstieg. Boxer und Basketballer aus schwarzen Elendsvierteln, Fußballer, die auf einem Bolzplatz in der Provinz entdeckt werden. Lispelnde Teenager, die in Wimbledon gewinnen.

Profisportler verkörpern ein romantisches Rollenmodell. Sie stärken den Glauben an das Leistungsprinzip. Der Bessere gewinnt, wenn er sich nur genug anstrengt. Eine scheinbare Gerechtigkeit, die in der Realität, besonders im Arbeitsleben, oft nicht vorherrscht. Profi-Sport, so wie er weite Teile der Sendezeit im Fernsehen ausfüllt, ist vor allem: Show-Business.

Uns Amateuren bleibt das vorbehalten, was in der französischen Wurzel des Wortes steckt: die Liebhaberei, in der freiwillige Hingabe und Leidenschaft stecken. Die Liebhaberei kann uns mit etwas belohnen, was den Profis bisweilen abgeht: dem Spaß. Spaß an der Bewegung. Überhaupt: Spaß an allem!

Beim Laufen hält sich die Verletzungsgefahr für mich automatisch in Grenzen. Manchmal ist eine morgendliche Runde durch den Park ein schöner Start in den Tag. Wachwerden mit Sonnenstrahlen und Vogelgezwitscher. Dabei kann mich gern jeder überholen. Auf meinem Telefon habe ich die Coaching-App eines Sportartikelherstellers. Eine androgyne Stimme mit amerikanischem Akzent sagt mir Zwischenzeiten an, jeder Lauf wird auf einer Karte eingezeichnet. Sollte ich Wert darauf legen, würde mein Lauf bei Facebook veröffentlicht und könnte von meinen Freunden geliked werden. Aber so weit geht mein Exhibitionismus angesichts meiner sehr durchschnittlichen Leistungen nicht. Selbst das vom Programm eingespielte Lob der Großathleten, die mir am Ende zu irgendeinem neuen persönlichen Rekord gratulieren, klingt mittlerweile seltsam matt.

An einem Punkt jedoch entwickele ich neuerdings einen bemerkenswerten Ehrgeiz: Die Treppe neben dem Ententeich. Dort geht es steil hoch, über 50 Stufen. Seit ich Olivers Hürdenschritt-Übungen mache, fühle ich mich, als könnte ich sie hinauffliegen. Sogar mehrmals. Es ist die überraschende Stabilität und Leichtigkeit, die sich einstellt, wenn die Rumpfmuskeln richtig mitspielen.

Olivers Turbo

Zwei Monate später besuche ich Oliver erneut. Man muss ihn nicht jede Woche sehen, sagt er. »Wir zeigen den Leuten, was sie machen können, und lassen sie dann los.« Trainieren muss man ohnehin selbst.

Für eine Stunde von Berlin nach München. Ich bin ohne Zweifel motiviert. Mir geht es, seit ich trainiere, zunehmend mehr um die Wahrheit. Nicht um die Frage, wie schnell oder lange ich etwas kann, nicht um den Vergleich mit anderen, sondern darum, was mein Körper und mein Geist brauchen.

Bei unserem ersten Training hat Oliver mir Dinge gezeigt, die andere Trainer zuvor nicht einmal bemerkt hatten. Es scheint, als könne er mit einem scharfen Blick erfassen, worauf es ankommt. Nicht bei einem »typischen Schreibtischarbeiter« oder einem »Mann über 40«, sondern bei mir.

Das Studio brummt. Es ist später Nachmittag. Prime Time. Trotzdem trainieren nur vier Leute, jeder einzeln unter Anleitung. Wir machen noch einmal den »Functional Movement Screen«. Wieder die bekannte Abfolge von Bewegungen. 17 Punkte sind es diesmal. Oliver zieht eine Augenbraue hoch.

»Okay, nächster Trainingsplan«. Klemmbrett und Kamera liegen bereit. Schon die erste Übung ist verblüffend in ihrer Schlichtheit und Wirkung.

»TVA aktivieren« wird es später in Olivers Mail heißen. »TVA« entpuppt sich für mich als Schlüssel zu einer Schwäche, die ich schon lange verstehen wollte.

»TVA« – das bedeutet im Physio-Sprech: Transversus abdominis. Dieser Muskel ist dafür zuständig, den Bauch zusammenzupressen und die Rippenbögen abzusenken.

Ich liege auf dem Rücken, Beine angewinkelt, unter mir ein Theraband, an jener Stelle, wo die Wirbelsäule das kleine S macht, also etwa gegenüber des Bauchnabels. Aus den Bauchmuskeln presse ich den Rücken gegen den Boden, greife das Theraband und ziehe kräftig. Lasse ich in den Bauchmuskeln nach, macht der untere Rücken wieder sein kleines S, das Theraband rutscht unter mir durch. Also halte ich permanent dagegen. Nun strecke ich den anderen Arm über den Kopf und abwechselnd das rechte und linke Bein nach vorn.

Immer wieder habe ich mich gewundert, warum, besonders nach langen Tagen im Sitzen, meine unteren Rippen hervorstanden. Und warum ich in manchen Yogapositionen meine Bauchmuskeln nicht richtig ansteuern konnte. Yogalehrer sagten: »Mehr Core-Power!«, wenn ich zum Beispiel beim Handstand in ein Hohlkreuz kam, die sogenannte »Banane«. »Mach den Rumpf fest!«

Aber was bitteschön war »der Rumpf«? Welcher von den vielen kreuz und quer, über- und durcheinander laufenden Bauch- oder Rückenmuskeln war gemeint?

Irgendwann hatte ich mich schon fast damit abgefunden. Es gehörte wohl zu meiner genetischen Ausstattung. Ich dachte an meinen Vater, bei dem es ähnlich aussah.

Die Übung hat noch eine weitere Komponente. »Die Bauchmuskeln und der Psoas denken eigentlich, sie seien Synergisten, sie denken, sie müssen immer zusammengehen«, sagt Oliver, »jetzt lernen sie, unabhängig voneinander zu arbeiten«. Auf gut Deutsch: Der Hüftbeuger und die Bauchmuskeln arbeiten bei den meisten Bewegungen unwillkürlich zusammen. Das Muster ist tief verankert. Jetzt werden sie »entkoppelt«. Wenn der Psoas verkürzt ist oder immerzu mit anspringt, kann auch das Rückenschmerzen auslösen.

14 Übungen sind es diesmal. Ein kompletter Work-out, er mobilisiert Schulter- und Brustwirbelsäule, verbessert die Rotationsstabilität zwischen Becken und Rumpf und ermöglicht mir, die Kraftverteilung meiner Bewegungen besser zu koordinieren. Dazu gehören auch solche, die ich mir kaum zugetraut hätte: zum Beispiel Kniebeugen auf einem Bein. Es sind jetzt immer mehrere Komponenten in einer Bewegung: Kraft, Bewegung, Balance.

Als ich das Studio verlasse, muss ich mich beeilen, um die S-Bahn zum Flughafen zu erreichen. Wir haben ein wenig überzogen. Ich schreite ungewohnt kraftvoll aus. Bei jedem Schritt spüre ich meine Bauchmuskeln. Die Gesäßmuskeln schieben mich nach vorn. Zugleich sind die Schritte federnd, ausgreifend, elastisch. Als hätte mir jemand einen kleinen Turbo drangeschraubt.

Nachdem ich Olivers neuen Trainingsplan zwei, drei Mal durchgeturnt habe, fühlt sich meine Körpermitte an wie ausgewechselt. Neue Beweglichkeit! Unvermutete Energie im Rumpf! Der Handstand wird schnurgerade. Überhaupt fühlt es sich großartig an, mit einem aktivierten TVA durch die Welt zu laufen.

»Ich kriege dich noch auf 19 oder 20 Punkte«, sagte Oliver zum Abschied. »Das würde ich wirklich gern sehen.« Sich Ziele zu setzen hat auch Vorteile. Das wiederum kann man von den Profis lernen. Noch besser: von einem Profi-Trainer.

Gutes Yoga, schlechtes Yoga

10. KAPITEL

Jünger und schöner, nur durch Luft!

Einatmen.
Ausatmen.
Einatmen.
Ausatmen.

Wer hätte jemals gedacht, dass ich mir eine solch elementare Funktion meines Körpers ansagen lassen würde? Aber jetzt brauche ich das, um durchzuhalten. Mein rechter Oberschenkel brennt, die Wade zittert. Äußerlich ruhig, sammele ich innerlich Kraft beim Einatmen. Jeder frische Atemzug kühlt. Beim Ausatmen blase ich die Anstrengung mit der verbrauchten Luft aus meinen Lungen hinaus.

Einatmen.

Ausatmen.

Immer noch kein Ende. Erste Seufzer sind zu hören. Schweiß tropft auf die Matten. Wir sind am anstrengendsten Punkt der Stunde angekommen. Was haben wir zuvor nicht schon alles auf diesem rechten Bein gemacht. Krieger 1, Krieger 3, Prayer's Twist, Krieger 2 mit einer Seitbeuge nach hinten, dann mit verschränkten Händen über dem Kopf nach vorn. Wenn Ihnen die Namen dieser Positionen nichts sagen, stellen Sie sich vielleicht vor, Sie würden seit zehn Minuten verschiedene Balance- und Dehnungsübungen auf einem Bein machen.

Eigentlich fühlen meine Muskeln sich schon an wie labbrige Gummiseile. Aber ich halte durch. Drücke meine rechte Schulter gegen das rechte Knie, prüfe erneut die Ausrichtung meiner Hüfte, ziehe Bauchmuskeln und Beckenboden nach.

Halten.

Birgit, die Lehrerin, geht zwischen uns herum und korrigiert. Hier eine Hüfte, die heraussteht, dort ein Bein, das nicht tief genug gebeugt ist. Bei einer Frau hält sie sich länger auf. Erklärt ihr noch einmal den Aufbau der Position. Im Raum hängt ein sekündlich größer werdendes Fragezeichen: Wie lange noch? Dann die erlösenden Worte: »Ausatmen und hochkommen.«

Birgit weiß genau, was wir gerade durchgemacht haben.

Nicht, dass irgendwer leiden würde. Wir sind alle freiwillig hier. Birgits Yogastunden sind kleine Juwelen der Lebensfreude. Hinterher ist mein T-Shirt durchgeschwitzt, meine Hüften sind butterweich und mein Kopf ist klar und ruhig.

Bis heute weiß ich nicht genau, warum Yoga wirkt; jedenfalls nicht mit jener wissenschaftlichen Genauigkeit und Berechenbarkeit, mit der ich eine Kopfschmerztablette nehmen und bei Bedarf ihre Wirkung bis in die Molekülstruktur verstehen könnte. Yoga zu verstehen hingegen ist eine dauerhafte Aufgabe. Yoga ist keine Tablette, Yoga ist eine Art zu leben oder zumindest: das Leben zu verstehen.

Als ich damit anfing, merkte ich spontan: Es tat mir gut. Mein Geist wurde erfrischt, Stress abgebaut, mein Körper beweglicher. Doch stand am Beginn meiner Freundschaft mit der Matte ein Fehlstart. Er war vermutlich dem Geist der Zeit geschuldet.

Anfang der Neunzigerjahre bekam ich ein Buch geschenkt: »Die fünf Tibeter«. Jeder las dieses kleine Bändchen mit der Geschichte vom scheinbar alterslosen ehemaligen Colonel der britischen Armee, der in Indien auf eine Gruppe tibetischer Lamas getroffen sein sollte. Von ihnen wurde behauptet, sie hätten eine »Quelle der Jugend« gefunden. Der Weltenbummler Peter Kelder, der angebliche Autor, sollte sie in den Dreißigerjahren niedergeschrieben haben. Vermutlich eine Autorenfiktion, eine alte literarische Technik, die von jeher zuverlässig mythischen Weihrauch produziert.

Nur fünf Übungen! Nur ein paar Minuten täglich! Ewige Jugend! Das Buch versprach: »Das alte Geheimnis aus den Hochtälern des Himalaya lässt Sie Berge versetzen.« Die Auflage sprudelt bis heute. In Tibet sind »Die fünf Tibeter« unbekannt.

Angeblich harmonisieren die Übungen die Chakren. Angeblich leisten sie so wunderbare Dinge wie Befreiung von Angst und Vorurteilen, straffere Haut oder Stärkung des Immunsystems.

Sie sahen aus wie stark vereinfachte Yoga-Übungen: Der Hund, der Tisch, das Kamel. Von denen hatte ich damals noch nicht einmal gehört. Die Geschichte war dürftig geschrieben, unscharfe Schwarz-Weiß-Fotos zeigten einen Mann, der die Übungen vorturnte. Dazu der Hinweis, immer an die »tiefe Atmung« zu denken.

Ich war skeptisch. Der salbungsvolle Ton des Buchs befremdete mich. Indien-Kitsch. Weil ich es jedoch von einem guten Freund bekam, der sicher fragen würde, was ich davon hielt, versuchte ich es mit den Übungen. Zu meiner Überraschung stellte sich rasch eine erste Wirkung ein: Entspannung.

Rückblickend erkläre ich es mir so: Jeden Tag nach Feierabend widmete ich den Übungen zehn bis fünfzehn Minuten. Der Text hielt dazu an, in den Körper hineinzuspüren, tief zu atmen und manchmal auch die Luft anzuhalten. Vermutlich hätte bloßes Atmen auch genügt. Es gibt kaum ein schnelleres natürliches Mittel, ein aufgewühltes Nervensystem zu beruhigen als kontrollierte Atmung. Manchmal genügt schon eine Minute. Wenn jemand noch einen Tipp für einen Bestseller braucht: »Die Eine-Minuten-Methode. Jünger und schöner durch bewussten Umgang mit Luft«. Einziges Problem: Die Methode ist so simpel, dass es harte Arbeit wäre, damit 200 Buchseiten zu füllen.

Damals erschien mir der Entspannungs-Effekt wie eine Offenbarung. Mein Freund hatte mir das Buch nicht grundlos geschenkt: Schon eine Weile hatte er mit angesehen, wie angespannt ich war, weil mein Traumberuf sich allmählich in einen Alptraum verwandelte, wie ich häufiger nach der Arbeit mit Kollegen in die nächste Kneipe ging, um den Ärger des Tages herunterzuspülen und mich dabei tiefer in die Abwärtsspirale zu schwadronieren.

Die zehn oder fünfzehn Minuten waren kein spirituelles Hochamt, doch sie wurden ein kleines Ritual. Natürlich wollte ich wissen, was es mit der Wirkung auf sich hatte. Vielleicht handelte es sich um einen Placebo-Effekt. Jedenfalls sprach ich mit Freunden darüber. Die freuten sich, dass meine Stimmung sich aufhellte. Bald hielt ich die nächste Empfehlung in der Hand: ein Yoga-Buch. »Hat mir auch gutgetan.«

Ich hatte damals keine Ahnung, wer Richard Hittleman war, der Autor. Heute weiß ich, dass er der erste TV-Guru des Yoga war. Seine Sendungen in den Sechzigern und Siebzigern liefen jahrelang ohne Unterbrechung in den USA und England. Hittleman war ein Pionier der medialen Crossover-Verwertung. Sein Buch, die Originalausgabe erschien 1969, war für mich der erste Kontakt mit Yoga. Die Übungen erschienen mir wie eine logische Fortführung der mittlerweile etwas eintönigen Tibeter.

Ein »28-Tage-Programm« versprach der Buchdeckel. Yoga lernen in einem Monat! Briefmarkengroße Abbildungen zeigten eine blonde junge Frau in einer Art Ganzkörperstrumpfhose. »Setzen Sie alles daran, das Programm dieses Buches in 28 aufeinanderfolgenden Tagen zu absolvieren«, forderte der Autor. Er verkaufte acht Millionen Bücher. Hittlemans Imperium war nicht die erste Fusion von Yoga und amerikanischer Geschäftstüchtigkeit. Davor gab es schon Indra Devi, die in den Fünfzigerjahren in Hollywood Greta Garbo und Marilyn Monroe unterrichtet hatte. Titel ihres Bestsellers: »Forever Young. Forever Healthy«.

Auch einige indische Gurus des 20. Jahrhunderts entsagten keineswegs den weltlichen Gütern. Sie schienen auf einer derart hohen Erleuchtungsstufe zu leben, dass sie in mehreren Inkarnationen gleichzeitig in ihren Rolls-Royces fahren konnten, vielleicht sogar im Lotussitz. Einige, die ihnen folgten, scheinen das Streben nach Reichtum sogar als ziemlich direkten Weg Richtung Seligkeit entdeckt zu haben.

Alle suchen das Super-Om

Das Yoga, wie es heute in westlichen Ländern praktiziert wird, ist relativ neu. Bis in die Fünfzigerjahre war es Frauen verwehrt, erst in den Sechzigerjahren kam man auf die Idee, Matten zu benutzen. Die Wurzeln des Yoga liegen im Tantra, einer weiteren hinduistisch-buddhistischen Philosophie aus dem indischen Mittelalter, die heute im Westen hauptsächlich und missverständlich mit ritualisierten Sexualpraktiken assoziiert wird. Jahrhundertelang galten die verarmten Yogis eher als Jahrmarktsattraktionen. In den Dreißigerjahren begann die erste Transformation des Yoga:

die Ablösung von der tantrischen Tradition, hin zu einer reinen Gesundheitslehre.

Zurzeit erleben wir die zweite Transformation: Yoga ist der am schnellsten expandierende globale Fitness-Trend. In manchen Gegenden von Berlin oder New York kann man nicht mehr genau sagen, ob es mehr Coffee-Shops oder Yoga-Studios gibt. Yoga scheint Allheilmittel für alles zu sein. Die Sutras aus dem Leitfaden des Patanjali werden zitiert wie Zaubersprüche. Entstanden sind sie vermutlich im 2. oder 4. vorchristlichen Jahrhundert. Es ist immer wieder verblüffend, wie Patanjalis Erkenntnisse über das innere Wesen des Menschen bis heute Bestand haben. Warum sollte eine Philosophie, die im Kastensystem und während der britischen Kolonialherrschaft funktionierte, nicht auch anwendbar sein auf das reizüberflutete Großstadtleben?

Früher lebten Yogis zurückgezogen im Ashram, sie wollten der Welt entfliehen und verblüfften sie doch immer wieder mit Kunststücken, sie ließen sich einmauern oder kamen wochenlang ohne Nahrung und Wasser aus. Das Zirkus-Element ist geblieben. Wenn die Medien heute über Yoga berichten, zeigen sie vorzugsweise spektakulär verrenkte Menschen.

Am aggressivsten ist die Entwicklung in den USA. Dort wird »Slim sexy Yoga« angeboten, »Yoga für bessere Orgasmen« oder »Vinyasa Bootcamp«, manche Trainer versprechen »Körper aus Stahl zu schmieden.« Trainingsstunden bei den Stars der Branche kosten mehr als Karten für Rockkonzerte. Es gibt Yogamatten von Gucci für 550 Euro. Und einen verdrehbaren Klappcomputer, der Yoga heißt. Reklame für Versicherungen oder Toastbrot zeigt schlanke junge Frauen in Yogaposen.

Yoga-Magazine, in den Siebzigern noch krautige Fan-Blättchen, umwerben ihre Anzeigenkunden mit der Behauptung, ihre zu knapp 90 Prozent weibliche Leserschaft verdiene überdurchschnittlich und warte nur darauf, Inserate für Abnehmpillen und Abenteuerreisen zu lesen. Und für Yogakleidung, die den in endlosen Stunden gestrafften Hintern zur Geltung bringt.

Michelle Obama macht Yoga, es werden Yoga-Weltmeisterschaften ausgetragen, Yoga soll olympische Disziplin werden. Anwälte beschäftigen sich in Copyright-Prozessen mit Übungsfolgen. Nur eine Frage der Zeit, bis die erste Vorabendserie in einem Yoga-Studio spielt. Genug gescheiterte Schauspieler, die auf Yoga-Lehrer machen, gibt es jedenfalls. Und dann eröffnen die ersten McYoga-Studios. Online gibt es sie bereits.

Wer denkt noch daran, dass es nicht das *eine* Yoga gibt? Yoga ist ein Weg, nicht nur ein körperlicher, auch ein geistiger. Für Neulinge muss es scheinen, als kämen sie nach einem Zwölf-Stunden-Flug in Mumbai an und würden am Flughafen von durcheinanderschreienden Schleppern und fliegenden Händlern bedrängt. Abgesehen von dem Wirrwarr der verschiedenen Gurus, Schulen und Lehren war Yoga über Jahrtausende stetig in Bewegung. Ein offenes System. Das bedeutet auch: keine zertifizierte Sicherheit, keine Qualitätssicherung, kein Kundenschutz. Vielleicht ist der Yoga- nur ein Aerobic-Lehrer, der einen Wochenendkurs gemacht hat. Was sind schon paar Hundert Stunden Praxis, die man für ein irgendein Zertifikat braucht, gegen die jahrelange Ausbildung eines Physiotherapeuten? Nicht selten handelt es sich um besonders ehrgeizige Yoga-Schüler, die für acht- oder zehntausend Dollar eine rasche Ausbildung in den USA machen. Und dabei nicht lernen, ihren Leistungswillen abzulegen.

»Alle denken, Yoga-Lehrer seien Heilige«, sagt Birgit. »Wir sind ganz normale Menschen. Es gibt viele schlechte

Yoga-Lehrer, so wie es auch in anderen Berufen gute und schlechte Leute gibt.«

Yoga in der westlichen Welt hat sich zu einer eigenen Form entwickelt. Wir müssen kein Sanskrit lesen, keine Mantras singen, die wir ohnehin nicht verstehen, keine Bilder mit unbekannten Gottheiten anschauen. Manche Gurus erreichen derart entrückte Zustände, dass sie ohne ihre Assistenten vergessen würden, zu essen, zu trinken, ja zu atmen. Das ist im Alltag problematisch. Oder wie Iyengar in einem Interview sagte: »Wenn du erleuchtet bist, kannst du keinen Bus nehmen. Wenn alles eins ist, woher willst du wissen, welcher Bus der richtige ist?«

»Yogarexie«

Auch für unseren Körper gilt: Wir sind keine Inder, für die es vielleicht früher normal gewesen sein mag, den halben Tag mit verknoteten Beinen dazusitzen. Heute macht der Durchschnitts-Inder kaum noch Yoga, und wenn, dann als Re-Import von amerikanischem Lifestyle. Wir hüftsteifen Bewohner der westlichen Welt kommen nach einem bewegungsarmen Arbeitstag auf die Matte. Wir sollten unsere körperlichen Grenzen kennen. Es ist zum Beispiel heikel, eine schwache untere Rückenmuskulatur zu dehnen, anstatt sie zu kräftigen.

Wenn ich mir Hittlemans Buch heute anschaue, wundere ich mich, mir damals nichts gebrochen zu haben. Der Autor erwähnte mit keinem Wort, dass es besser sein könnte, zu einem Lehrer zu gehen. Er wollte Bücher verkaufen. Mir war es recht. Die Yoga-Studios in unserer Gegend erschienen mir wie eine Zeitkapsel aus den Siebzigern, bevölkert von seltsam abgewandten Menschen in wallenden Gewändern. Es roch nach Räucherstäbchen. Was mir aber einleuchtete, war die Idee, mir einen Rückzugsort zu schaffen. Wenn ich abends aus der Redaktion kam, schloss ich die Tür hinter mir, zündete eine Kerze an und wartete darauf, dass die Stille meinen Geist beruhigte, während ich begann, mich durch die Asanas zu schrauben. In der vagen Hoffnung, etwas wieder geradebiegen zu können, was ich den Tag über verbogen hatte. Mich selbst. Die Matte wurde meine Insel. Das Orchester im Kopf hatte mal Pause. Euphorie ergriff mich. Die Erlösung aber kam bald auf anderem Weg: Meine Bandscheibe gab nach.

Heute kann ich nicht sicher sagen, ob Richard Hittleman dafür verantwortlich war. Jedenfalls war er es nicht persönlich. Als ich sein Buch zum ersten Mal aufschlug, war er bereits tot und hatte seiner Frau einen Haufen Steuerschulden hinterlassen. Wenn jemand für meine Bandscheiben verantwortlich war und ist, dann ich selbst.

Der Prolaps, bei dem der feste Fasermantel riss, der Gallertkern der Bandscheibe hervortrat und auf einen Spinalnerv drückte, resultierte aus der Summe der Dinge, die ich bis zu diesem Zeitpunkt in meinem Leben getan oder gelassen hatte. Er war ein Produkt meiner Handlungen, meines Unwissens, meiner Unachtsamkeiten. Es gibt genetische Dispositionen, wie die Qualität des Bindegewebes, die den Vorfall begünstigen, neuerdings wird auch über Herpes-Viren diskutiert, die nach einer Infektion im Kindesalter im Bandscheibengewebe überleben. Doch ich fand, diese Fragen führten mich nicht weiter. Mir wurde klar, dass es riskant gewesen war, ohne Anleitung, mit einem Buch allein zu Hause zu üben.

Es brauchte ein paar Jahre, ehe ich meine Matte wieder ausrollte. Und bald darauf auf Birgit Jürgens traf. Eine Lehrerin, die kein Guru sein wollte, die mit ihrem eigenen Licht von innen zu strahlen schien.

Gerade wegen der komplexen körperlichen und geistigen Wirkungen wird Yoga auch Rückenleidenden immer wieder empfohlen. Asanas sind nicht automatisch gut. Wenn man sie mit Gewalt macht, können sie eher schaden als nützen.

Im Gegensatz zu mir wusste der bekannte Sportarzt Hans-Wilhelm Müller-Wohlfahrt sehr genau, wie ihm geschah. Im Juni 2012 gab er dem SZ-Magazin ein Interview, das für Schlagzeilen sorgte. Er beschreibt sich darin als energiegeladene, vorwärtsdrängende Persönlichkeit. Sechs Jahre lang habe er Yoga gemacht, aber er sei »nie der Yoga-Typ« gewesen. »Ich habe es übertrieben und hatte danach einen Bandscheibenvorfall, der operiert werden musste.«

Er habe, sagt Müller-Wohlfahrt, »Yoga nicht so meditativ gesehen. Das ist dann schiefgegangen.« Das passt zu den regelmäßig erscheinenden Warnungen vor »gefährlichem« Yoga. Je mehr Yoga in Mode kommt, je mehr Menschen in mittleren Jahren sich unvorbereitet auf die Matte stellen, desto mehr solcher Berichte werden erscheinen.

»Ich habe es übertrieben.« In diesem Satz steckt vielleicht schon die ganze Antwort auf die Frage, wie man gutes und schlechtes Yoga unterscheidet. Die Dosis macht das Gift. Ein guter Lehrer wird allzu eifrige Schüler eher bremsen. Besonders jene, die zu schnell in prekäre Positionen wollen, ohne dafür die entsprechende Kraft und Kontrolle etwa in den Schultern zu haben.

Schon die Lehrer haben manchmal Schwierigkeiten, ihren Ehrgeiz zu unterdrücken. Eine Stunde mit Dechen Thurman etwa, dem Bruder der Schauspielerin Uma Thurman, ist wie eine Stunde Aktionstheater. Robert Thurman, ihr beider Vater, ist der bekannteste Buddhismus-Gelehrte in den USA. Wenn Dechen Thurman kommt, liegen die Matten im Yoga-Studio Kante an Kante. Alle wollen den Bruder von Uma sehen. Und Umas Bruder gibt den Berserker. Er spielt eine eklektische Musik-Mischung aus Louis Armstrong, Wienerwalzer und den Stones, er schreit und stampft dazu auf den Boden. Das hat durchaus Unterhaltungswert.

Wie sollen da erst die Schülerinnen und Schüler ihre Eitelkeit zäumen, beispielsweise in einem schicken Yoga-Studio in Berlin-Mitte, voll mit Schauspielerinnen und Models, die zur Turnstunde auf den spirituellen Ponyhof kommen, unterm Arm eine politisch korrekte, garantiert tierqualfreie Tasche von Stella McCartney?

Eine der beliebtesten Sutras des Patanjali lautet in etwa: »Wenn man selbstlos wird und aufhört, mehr zu nehmen, als man braucht, erlangt man Wissen darüber, warum man geboren wurde.« Ein Rat, der zu innerer Unabhängigkeit führen kann. Aber er bezieht sich nicht nur auf die materielle Welt, sondern auch auf den Ehrgeiz allgemein. Auch Iyengar, Übervater des Hatha Yoga, lässt sich spektakulär fotografieren, wie er einen Kopfstand ganz ohne Zuhilfenahme der Hände macht. Ein Mann von Mitte 90, der einfach auf seiner Schädelkrone steht. Aber er macht auch seit rund 90 Jahren Yoga.

Iyengar bezeichnete den Kopfstand als den »König der Asanas«. Daher rührt eine gewisse Fixierung auf diese Position. Kopf- und Schulterstand sind die delikatesten Übungen. Zum einen sind unsere Halswirbel nicht für hohe Lasten ausgelegt; wer nicht genug Kraft in Armen und Schultern hat, macht den Kopfstand gern an der Wand und bürdet ihnen die ganze Last auf. Zum anderen laufen die Blutgefäße Richtung Gehirn durch sehr enge Kanäle in den Wirbelkörpern und können in unglücklichen Fällen abgedrückt werden.

Eine Stunde ist nicht gut, weil leise Pianostücke von Michael Nyman oder Ludovico Einaudi laufen. Auch wenn es besonders heilig zugeht, bedeutet das nicht, dass die Lehrer umsichtig und achtsam sind. Nicht selten nötigt man auch in betulich scheinenden Esoterik-Zentren Anfänger nach kurzer Zeit in den Kopfstand. Ohne Fragen nach etwaigen Komplikationen wie Blutdruck oder Schäden an der Wirbelsäule.

Verletzungen kommen nicht nur bei Anfängern vor oder bei Fällen von »Yogarexie«, wie das Phänomen des fortgeschrittenen Kontrollwahns unter Yoga-Enthusiasten mittlerweile genannt wird. Auch die Lehrer der Lehrer kann es treffen. Der amerikanische Autor William J. Broad spricht in seinem Buch »The Science of Yoga« mit Glenn Black, einem der renommiertesten Yoga-Lehrer der USA, dem in einer Operation die Lendenwirbel Nummer 3 bis 5 versteift wurden. Yoga-Lehrer gehen im Allgemeinen heimlich zum Arzt oder Physiotherapeuten. Die Aura umfassender Vitalität ist ihr Kapital. Black aber sagt, er habe sich seine Probleme selbst bereitet. Sie seien das Resultat von vier Jahrzehnten extremer Drehungen und Rückbeugen. »Du musst dein Ego ablegen und darfst nicht zwanghaft werden.«

In den USA hat sich die Zahl der Yogis in den letzten zehn Jahren verfünffacht. Die meisten von ihnen, sagt Black, sollten es lieber bleiben lassen. »Scharenweise« verletzten sie sich, weil ihnen Vorschäden oder Besonderheiten ihres Körpers unbekannt seien. Black rät stattdessen zu einem gezielten funktionalen Training, um Schwächen und Dysbalancen zu korrigieren. Yoga, sagt er, sei für Gesunde. Aber wo immer mehr Leute Yoga bloß als eine Form von Sport begreifen, von der sie sich auch einen »Kick-butt-Faktor« erhoffen, also einen Tritt in den Hintern, breitet sich das Leistungsprinzip nun sogar dort aus, wo es eigentlich um die Einheit von Leib und Seele geht.

Broad ist Redakteur der »New York Times« und Pulitzer-

Preisträger, er praktiziert seit Jahrzehnten Yoga. Er sucht nach wissenschaftlichen Erklärungen für das scheinbar magische Zusammenspiel von Geist und Körper, von ruhiger Konzentration und Atmung, von Muskeln und Sehnen, der Stimulation einzelner Organe, den gleichzeitigen Anforderungen an Flexibilität, Balance, Koordination. Da er seinen Gegenstand aus eigener Erfahrung kennt, nähert er sich kundig und ohne Sensationslust.

In nahezu jeder Pose lassen sich komplexe, miteinander verwobene Wirkungen finden. Iyengar, einer der Gründerväter des Hatha Yoga, wie wir es heute kennen, hatte sie in seinem Grundlagenwerk »Light on Yoga« noch einfach konstatiert und ohne Begründung unter die jeweiligen Abbildungen geschrieben. Mittlerweile ist die Wissenschaft einigen Wirkungen auf die Spur gekommen. Die Forschung ist immer noch langsam und unvollständig, für Pharmakonzerne gibt es beim Yoga nicht viel zu verdienen.

Ein gut erforschter Aspekt ist die Entspannung. Sie entsteht zum einen muskulär durch Wechsel zwischen Anstrengung und Ruhephasen und, ebenso wichtig, über das vegetative Nervensystem, durch die abwechselnde Stimulation von Sympathikus und Parasympathikus, mit der es gelingt, jenen Stress abzubauen, der uns in den Eingeweiden liegt, weil wir unseren inneren Neandertaler über bewusste Denkvorgänge nicht zu fassen bekommen.

Die tiefe Atmung verbessert den Gasaustausch in der Lunge, jedoch steigt die Sauerstoffsättigung des Blutes neuen Forschungen zufolge nicht signifikant an. Yoga ersetzt kein Herz-Kreislauf-Training und man nimmt auch nicht automatisch ab. Im Gegenteil, der Stoffwechsel wird sogar eher langsamer, dafür verbraucht man auch weniger Energie. Weil man entspannter ist, greift man nicht so schnell zur Chipstüte.

Besser als Sex?

In einer guten Yogastunde gibt man alles ab. Yoga führt mich zu mir selbst, egal woher ich gerade komme. Ich versinke in Konzentration, der Begriff »Meditation« bezieht sich nicht allein darauf, still zu sitzen und in mich hineinzuschauen. Auch die Bewegungen sind Meditation. Die Konzentration darauf, jeden Muskel möglichst bewusst anzusteuern.

Yoga-Lehrer mit Neigung zum Gemeinplatz erzählen manchmal, eine Übung sei »besser als Sex«. Tröstlich für diejenigen, die keinen haben. Aber auch die, die welchen haben, denken dabei oft genug an etwas anderes. Das ist in manchen Yoga-Posen unmöglich. Sie sind so anspruchsvoll, dass man umfallen würde. Andererseits haben Yoga und Sex einiges gemeinsam. Neuere Untersuchungen haben ergeben, dass sich bei beiden die Aktivität des Gehirns verändert. Die Großhirnrinde, Sitz des Bewusstseins und rationalen Denkens, wird heruntergefahren, dafür treten die tieferen und älteren Hirnschichten in den Vordergrund. Hier liegen das neuroendokrine System, Zirbeldrüse, Hypophyse, Hypothalamus, die Kontrolle des autonomen Nervensystems, das limbische System, hier wird die Ausschüttung von Hormonen und Neurotransmittern gesteuert. Der Körper schüttet seine eigenen Drogen aus. So kommen wir in Einklang mit unseren Gefühlen und Instinkten. Oder wie Broad es formuliert: Es ist wie nachts in der Vorstadt. Oben machen die Leute das Licht aus und gehen zum Feiern in den Keller.

Gutes Yoga kann anstrengen, schlechtes Yoga tut weh. Es gibt keinen Grund zur Eile. Es ist ein Weg. Man hat sein ganzes Leben lang Zeit. Mit etwas Glück und Geduld erlebt man, was der Psychologe Mihaly Csikszentmihalyi als

»Flow« beschrieben hat. Ein Aufgehen, eine Entgrenzung in einer Tätigkeit, die mich weder unter- noch überfordert. Das Gefühl, den Geist unter Kontrolle zu haben und zugleich von ihm losgelöst zu sein, ein Gefühl von Freiheit.

Einatmen.

Ausatmen.

Muskeln trainieren besonders effektiv, wenn sie auseinandergezogen und zugleich belastet werden. Während einer Kniebeuge ist die Phase der Bewegung, in der man nach unten geht, wichtiger und effektiver als die Phase, in der man das Gewicht wieder nach oben drückt. Deshalb kommt es darauf an, ein Gewicht unter muskulärer Spannung sinken zu lassen. Es geht um das bewusste Ansteuern des Muskels, die Führung der Bewegung. Beim Yoga bezieht sich das auf den ganzen Körper. An jeder Asana gibt es so unendlich viele Details, die man verfeinern kann. An manchen Positionen kann man Jahre arbeiten.

Was mir an Birgits Stunden auf Anhieb gefiel, war ihre Unabhängigkeit. Birgit gehört zu keiner Sekte, keinem Verein und zu keinem Konzern, sie verkauft nichts. Sie unterrichtet an verschiedenen Orten in der Stadt, für ihre eigene offene Stunde mietet sie einmal die Woche einen Raum. Ihre Herangehensweise ist zugleich sachlich und leidenschaftlich. Sie war früher Architektin und legt bis heute Wert auf Präzision. Und: Bei ihr kann man immer wieder Überraschungen erleben. Es gibt nicht die immer gleichen Übungsfolgen wie in manchen Yoga-Schulen, in denen sich die Lehrer als bloße »Asana-Ansager« empfinden – und keine festen Denkmuster.

Auch bei ihr stehen am Beginn der Stunde oftmals kleine gedankliche Anregungen, die man als »Intention« mit durch die Übungen nimmt. Konventionelle Lehrer zitieren hier gern die Gurus.

Birgit war noch nie in Indien und sieht auch keinen Anlass, hinzufahren. Sie findet ihre Gedanken überall. Zum Beispiel erzählt sie von einem Text des Benediktinerpaters Anselm Grün über die Theorien von C.G. Jung: der Weg vom Ego zum Selbst. Was wir sein wollen und wer wir wirklich sind. Und was dieser Weg für die Yoga-Praxis bedeutet. Das Ego schaut in den Spiegel, vergleicht sich mit den Nachbarn, kommen sie weiter in die Rückbeuge, ist ihr Dreieck schöner? Das Selbst ist bei sich.

Alle heute Anwesenden sind Veteranen des abwärts gerichteten Hundes. »Achtet trotzdem darauf, wie ihr den Rücken gerade haltet, ehe ihr die Fersen zum Boden bringt«, sagt sie. Niemand wäre darüber brüskiert. Achtsamkeit ist eine Qualität, die man bei Birgit lernen kann. Achtsamkeit bedeutet: Beobachtung meiner Selbst, nicht von außen, sondern von innen. Wann werde ich ungeduldig und warum? Ich lerne, mich nicht zu vergleichen, nicht zu bewerten, nur zu betrachten. Mich selbst wahrzunehmen schult meine Fähigkeit zur emotionalen Distanzierung. Dinge nicht so wichtig zu nehmen bedeutet: innerlich unabhängig zu werden.

Kein Blick auf die Nachbarmatte. Im Alltag werden wir ständig dazu verleitet, uns zu vergleichen, andere Menschen zu bewerten. Es scheint ein Ausweis intellektueller Fähigkeit, den Dingen schnellstmöglich ein Etikett anzuheften. Dabei schleppen wir einen Überschuss an Meinungen und vorschnellen Urteilen mit uns herum, die uns auf Dauer am genauen Hinsehen und unbefangenen Denken hindern. Man lernt zu akzeptieren und zu verstehen, was ist. Und diese Grenzen mit Konzentration und Gelassenheit gleichermaßen allmählich zu verschieben.

Wir ziehen bei Birgit nicht bloß unsere Muskeln in die Länge. Wir lernen, unseren Gedanken Raum zu geben. Yoga ist eine Schule der inneren Kraft und der Hingabe. Jeder kann selbst entscheiden, wie tief er einsteigen möchte. Man kann es einfach nur als Sport betreiben. Aber dann verpasst man den besten Teil.

11. KAPITEL

Schwimmen

Wie man im Wasser fliegen lernt

Es sieht aus wie bei einem Kindergeburtstag: Da zieht eine kleine Flotte von Pappbechern durchs Wasser, wie von einer unsichtbaren Schnur gezogen. Doch es gibt keine Schnur. Die Becher stehen auf unseren Köpfen. Wir haben sie mit Wasser gefüllt, uns vorsichtig rückwärts ins Wasser gelegt und sie auf unsere Stirn gestellt. Nun schwimmen wir, in Rückenlage. Ziel ist es, nichts zu verschütten. Wer will, mag sich vorstellen, sein Becher sei mit Champagner gefüllt. Die Stimmung im Becken ist ohnehin schon recht gelöst.

Es handelt sich um eine der charmanten Ideen von Heike, unserer Schwimmtrainerin. Mit dieser Übung verbessert man spielerisch seine Wasserlage, die Schultern werden beweglicher, man holt weiter aus, steuert die Rumpfmuskeln an und kann dadurch die Kraft besser verteilen.

Aus gutem Grund hatte Orthopäde III mir ausdrücklich Rückenschwimmen empfohlen, die stressfreieste Art zu schwimmen. Die Atmung bereitet keine Schwierigkeiten, weil Mund und Nase die ganze Zeit über Wasser sind. Außerdem ist es der Stil mit dem geringsten Verletzungsrisiko. Um den Preis, dass man nahezu blind schwimmen muss.

Rücken ist nicht gleich Rücken. Es existieren zwei Varianten. Bei der einen, mit dem schönen Namen »Rücken Altdeutsch«, könnte man an schwimmende Schäferhunde denken. Doch erinnert sie eher an den Rückstoß-Stil von Tintenfischen. Beide Arme holen gleichzeitig nach hinten aus, der Beinschlag entspricht dem des Brustschwimmens. Durch die lange Gleitphase erholen sich die Muskeln zwischen den Zügen. Selbst wenig Geübte schaffen so längere Strecken.

Die andere Variante, »Rückenkraul«, ist mit allen stilistischen Feinheiten eine schnelle und durchaus komplexe Art der Fortbewegung. Macht man es nach Lehrbuch, tauchen beim Griff nach hinten die kleinen Finger zuerst ein, dann knickt die Hand ab und greift das Wasser, beim Zug bilden Ober- und Unterarm einen rechten Winkel, in der letzten Phase des Abdrucks, auf Höhe des Beckens, zeigen die Finger nach oben.

Diese Dinge zu beachten ist das eine, dabei möglichst waagerecht im Wasser zu liegen das andere. Das Dritte aber ist die Rotation im Schulterbereich. Deshalb der Becher.

Versucht man, etwas auf der Stirn zu balancieren, während man rückwärts schwimmt, kommt man nahezu automatisch darauf, die Körpermitte anzusteuern. Statt eines langen Vortrages hat Heike uns einfach die Becher in die Hand gedrückt.

Brustschwimmern kann es in den überstreckten Nacken fahren, ebenso in die Lendenwirbelsäule oder bei falschem Beinschlag in die Kniegelenke. Dem geneigten Freizeitsportler bietet sich auch im Wasser eine breite Palette von Möglichkeiten, an die Schmerzgrenze zu gehen. Gleitende Wirbel bei Delfinschwimmern, Rotatorenmanschette oder Supraspinatus-Sehnen bei den Kraulern. Beim Rückenschwimmen ist das fast alles ausgeschlossen. Zudem wird die Rumpfmuskulatur aufgefordert, den Körper in möglichst gerader Wasserlage zu halten. Man kann gar nicht anders, als sie einzusetzen.

Rückenschwimmen im See hat einen weiteren Vorteil: Du schaust nicht ständig hinab ins Dunkel. Du denkst nicht daran, was unter dir ist. Du schaust in den weiten Himmel, siehst Vögel, die Kondensstreifen der Flugzeuge, das Spiel der Sonnenstrahlen in den Wolken. Allein das weitet den Horizont. Bei diesem Anblick schwamm ich mich frei.

In meinem Lieblingssee leben nach Angaben des örtlichen Angelvereins 30-Kilo-Karpfen. Ich habe nie einen gesehen. Die Fächer des Tageslichts verlieren sich nach ein, zwei Metern im Grün des Wassers. Manchmal hört man ein Glucksen und sieht eine überraschende Wellenbewegung, wenn ein größeres Wesen sich der Oberfläche genähert hat. Im Schilf leben Wasserschlangen, die harmlos sind. Ein anderer See in der Nähe Berlins, den ich oft beschwamm, wurde einer Reinigung mit Sauerstoffpumpen unterzogen. Im zweiten Jahr war das Wasser so klar, dass ich Hechte sah, die zwischen den Wasserpflanzen auf Beute lauerten. Von anderen Seen, in denen ich öfter schwimme, weiß ich, dass sie früher Urstromtäler waren und über 70 Meter tief sind.

Erfahrungen, die mich auf das offene Meer vorbereiteten, jene Sorte Wasser, die uns den größten Respekt einflößt. Hier ist unsere gesamte Aufmerksamkeit gefordert. Man muss sich nach unsichtbaren Strömungen erkundigen, Ebbe und Flut im Auge behalten, und die Tierwelt sorgt auch dafür, dass keine Langeweile aufkommt. Ich bringe nicht die Todesverachtung auf, in Gewässern zu schwimmen, wo man mit Haien rechnen muss. In Australien gibt es für Leute wie mich die »Rock Pools«: einfachste Becken, direkt am Strand, die man mit Meerwasser volllaufen lässt.

Selbst in einer harmlos schwappenden, bullerwarmen pazifischen Lagune kann man, während man arglos die Seegurken betrachtet, in das Revier eines Picasso-Drückerfischs geraten, der sein Gelege äußerst entschlossen verteidigt.

Der bunte Geselle misst vielleicht 30 Zentimeter, aber er kennt keine Angst. Er hat Zähne. Mit schwirrenden Geräuschen und zitterndem Kopf schießt er auf einen zu und versucht zu beißen. Und selbst ein kleiner Clownfisch, den ich in seiner Anemone beobachte, will nicht bloß spielen, er kämpft für seine Familie.

Im Meer spüre ich am deutlichsten, dass ich nur Gast der Schöpfung bin. Ich muss mit allen Sinnen präsent sein. Salzwasser trägt uns besser und erlaubt besseres Gleiten bei weniger Kraftaufwand. Delfinschwimmen im Meer, wenn es gelingt, ist beinah wie Fliegen. Irgendwann stellt es sich auch im See oder im Pool ein: das Gefühl der eigenen Stärke und Ausdauer, das Einswerden mit dem Element. Das Hochgefühl, wenn ich eine Angst überwunden habe. Während ich mich in der Wiederholung der Bewegungen verliere, bin ich nahezu geistesabwesend und doch ganz bei mir. Das ist eine Erfahrung von Qualität. Um die Qualität geht es mir mehr als um die Quantität. Irgendwann habe ich auch im Pool aufgehört, die Bahnen zu zählen.

Rushhour im Pool

»Schwimmen«, sagt das Lexikon knapp und klar, »bezeichnet das Nicht-Untergehen eines Körpers in einer Flüssigkeit und die Fortbewegung von Lebewesen im Wasser.« Dem wäre einiges hinzuzufügen. Zum Beispiel: Fortbewegung im Wasser ohne Belästigung.

Auch hier hatte Orthopäde III aus Erfahrung gesprochen: »Im Freibad verkrampfen Sie nur.« Ich bin ihm bis heute dankbar, dass er mir diese Erkenntnis geschenkt hat. Sie veränderte mein Verhältnis zum Schwimmen und zum Wasser allgemein.

Deutsche Badebetriebe sind nichts für schwache Nerven. Die Schwimmer dort kommen mir manchmal vor wie Autofahrer. Zwei Bevölkerungsgruppen, die permanent am Rande des Nervenzusammenbruchs leben. Immer ist es zu voll. Immer sind andere im Weg.

Ich lebe in Berlin, wo sich ungefähr fünfmal so viele Menschen das Badewasser teilen wie im Bundesdurchschnitt. Die Vorbehalte vieler Menschen, ein Schwimmbad zu betreten, erscheinen mir verständlich angesichts der hygienischen Verhältnisse und der nicht immer galanten Umgangsformen, denen man sich nahezu unbekleidet aussetzt.

Bis zu meinem Bandscheibenvorfall war ich gern morgens vor der Arbeit ins Prinzenbad in Kreuzberg gegangen. Nach der Arbeit – dafür war ich nicht abgebrüht genug. Das Wasser in einem Berliner Freibad erinnert nach einem Sommertag an Bilder aus Natur-Dokumentarfilmen, die die verborgene Welt des Planktons erklären. Um in den Strom dieser Schwebeteilchen zu springen, braucht man die Konstitution eines Bartenwals.

Ich war nicht der Einzige, der so empfand. Morgens, wenn die Sonnenstrahlen unschuldig auf dem Wasser tanzten, wurde im Becken ein eigenartiges Ballett gegeben. Es erinnerte an eine moderne Choreographie, die die Zerrissenheit und Getriebenheit des modernen Menschen symbolisieren könnte. Leiber in wildem Kampf, sich windend und ausgreifend in alle Richtungen. Nur: Es gab keine Regie. Es herrschte das freie Spiel der Kräfte. An vollen Tagen – und das waren fast alle – ging es im Wasser aggressiver zu als auf einer überfüllten Autobahn.

Es gab Drängler, die um jeden Preis draufhielten, auch wenn ihre Puste nur für eine Bahn Vollgas reichte. Es gab die Schlafmützen, die sich am lautesten aufregten, wenn sie mal aufgeschreckt wurden. Und Geisterschwimmer mit komplett beschlagenen Brillen.

Zum Vorteil der Autobahn muss gesagt werden: Sie hat eindeutig abgegrenzte Spuren und im Straßenverkehr gibt es klare Regeln. In den meisten öffentlichen Bädern Deutschlands fehlen diese zivilisatorischen Errungenschaften.

Manche Leute halten sich für Stammgäste, sie haben ihren subjektiv vereinnahmten Erlebnisraum und beanspruchen ihre Bahn wie sicherlich auch den Parkplatz vor ihrer Haustür. Sie waren eher da, sie halten sich für die besseren Schwimmer, sie wollen ihre Stärke und Schnelligkeit beweisen und schwimmen andauernd am Limit.

Viele der – überwiegend männlichen – Superkrauler sehen dabei aus, als würden sie mit einem Alligator kämpfen. Sie vernachlässigen den Beinschlag, machen dafür aber obenrum eine Monsterwelle. Frauen, zuweilen ebenso ehrgeizgetrieben, bevorzugen dafür eher das Brustschwimmen. Beide geraten zwangsläufig in Konflikt mit ihren natürlichen Feinden, den Kaffeekränzchen, die meist in Zweier- oder Dreierformation wie Bojen im Wasser verweilen.

Sobald die Sommerferien begonnen hatten, gehörte das Becken ohnehin den Guerillas von der rabiaten Arschbombenfraktion. Es scheint eine anthropologische Grundkonstante, dass junge männliche Menschen einen Großteil ihrer Selbstbehauptungskämpfe austragen, indem sie bis zur Erschöpfung ins Wasser springen, herausklettern und sofort wieder hineinspringen. Irgendwann werden Höhlenmalereien gefunden, die beweisen, dass es schon vor 10.000 Jahren so war.

An Rückenschwimmen ist unter solchen Bedingungen nicht zu denken. Rückenschwimmen bedeutet: Vertrauen. Unter anderem darauf, dass hinter einem nichts Unberechenbares passiert. Sonst verkrampft man.

Umgangsformen im Schwimmbad sind ein Indikator für den Zustand des Miteinanders. Es ist relativ leicht, sich darüber zu einigen, wie man sich eine Bahn teilt. Dafür braucht es bloß eine Art von Gemeinsinn und die Fähigkeit, darüber zu sprechen. Am Gemeinsinn hapert es nicht nur im überforderten Prinzenbad, das ich irgendwann nur noch an Regentagen aufsuchte. Auch in betuchteren Gegenden, in Hamburg oder München, schwimmen Menschen, um recht zu behalten. Schwimmer und Autofahrer haben gern recht. Manchmal scheinen sie darin ihre ganze Daseinsberechtigung zu sehen. Statt die Freude an der Bewegung zu genießen, ziehen sie ihre Bahnen in einer engen, kommunikationsarmen Jägerzaunwelt.

Das schönste Schwimmbad der Welt

In anderen Ländern wären solche Zustände unvorstellbar. Ich habe, egal wohin ich reise, immer eine Schwimmbrille dabei. Mein weltweit liebstes Schwimmbad ist der Andrew-Boy-Charlton-Pool, unweit der Oper in Sydney. Ein Wallfahrtsort der Schwimmkultur. Allein schon wegen der Klarheit und Harmonie der Architektur. Das ganze Bad ist auf einer Plattform erbaut, die in die Wolloomooloo-Bay von Port Jackson hineinragt. Durch die gläserne Balustrade sieht man von jedem Punkt, egal ob im Wasser oder auf dem Trockenen, in die scheinbar endlose Bucht, wo Fähren, Yachten und Katamarane auf den Wellen schaukeln.

Andrew Boy Charlton, der Namensgeber, ist ein australischer Mythos. Er nahm dreimal an Olympischen Spielen teil. 1924, im Alter von 16 Jahren, gewann er die Goldmedaille über 1.500 Meter Freistil. Langstreckenschwimmer und Rettungsschwimmer genießen auf dem von Wasser umgebenen Kontinent allgemein hohes Ansehen. Aber das war nicht Grund dafür, dass ich schon nach ein paar Minuten in Andrew Boys Pool begriff, warum Australien eine große Schwimmnation ist.

Es ist auch nicht die Tatsache, dass selbst Provinznester in ihren gepflegten 50-Meter-Hallenbädern gedruckte Trainingspläne auslegen, die man sich an den Beckenrand mitnimmt und abschwimmt. Es ist auch nicht das an der Kasse erhältliche komplette Sortiment an Trainingsmaterial, Badehosen, Schwimmbrillen, Paddles, Flossen, Kickboards. Es sind die Umgangsformen.

Der Andrew-Boy-Charlton-Pool liegt nicht weit entfernt vom Geschäftsviertel Sydneys. Zur Mittagszeit hängen in den Umkleiden Dutzende von Anzügen. Gute Anzüge. Investment-Banker tragen sie, Versicherungs- und Immobilienleute, Medienmenschen, Leute aus Berufen, die von Konkurrenzdruck geprägt sind. In der knappen Zeit ihrer Mittagspause gehen sie schwimmen. Und wahren im Wasser geradezu britische Höflichkeit.

Am Beckenrand steht eine Tafel. Sie erklärt, dass die acht Bahnen nach Stilen und Geschwindigkeiten unterteilt sind. Slow, Medium und Fast. Es gibt auch eine Leisure Lane, auf der man einfach dümpeln kann. Für die schnellste Bahn aber wird gebeten, eine Zeit von 45 Sekunden für die 50 Meter nicht zu überschreiten. Würde man tatsächlich zu langsam, bräuchte man nicht zu warten, bis der Schwimmmeister einen darauf hinweist. Man würde es von selbst merken. Nahezu jeder beherrscht alle Lagen und zieht mit vollendeter Technik durch das hellblau schimmernde, perfekt temperierte Salzwasser. Doch das muss man nicht durch Kraftmeierei beweisen. Steigt man in eine Bahn, begrüßt man sich freundlich. Jeder ordnet sich ein. Schnellere Schwimmer werden vorgelassen. Man schwimmt innerhalb der

Bahn im Uhrzeigersinn. So ist Platz für acht oder mehr Schwimmer. Und für ein angenehmes Miteinander.

Dieses fortschrittliche Sozialleben im Wasser kann man nachlesen. Die Stadt Sydney stellt für ihre Bäder eine Lane-Etiquette ins Netz, eine »Bahnen-Etikette«. In der gesamten englischsprachigen Welt gibt es solche Anleitungen. Ihre Leitsätze sind unausgesprochen gültig, Verstöße gegen sie gelten als grob unfein. Rücksicht, auch auf schnellere Schwimmer, ist oberstes Gebot. »Don't be a fool in the pool!«

Geschenkte Freiheit

Es gibt eine Stelle in Yann Martels Roman »Schiffbruch mit Tiger«, da fällt der schöne Satz: »Wenn du willst, dass ein Kind eine klare Seele bekommt, lass es in der Piscine Molitor schwimmen.« Der Onkel, ein passionierter Schwimmer, hat in Paris studiert. Er erzählt seiner staunenden Familie im indischen Pondicherry nicht vom Eiffelturm, dem Louvre oder der Champs-Élysées, er berichtet detailliert von den Badeanstalten der Stadt. In manchen war das Wasser schon durch ganz Paris geflossen »und so sah es auch aus«.

Aber es gibt legendäre Orte, etwa die Piscine des Tourelles, wo der 16-jährige Andrew Boy Charlton die Goldmedaille über 1.500 Meter Freistil errang und den Schweden Arne Borg, damals dreifacher Weltrekordhalter, um mehr als eine Minute unterbot. Das Lieblingsbad des Onkels ist die Piscine Molitor, 1929 erbaut im Art déco-Stil, eröffnet von Johnny Weismüller, dem besten Schwimmer seiner Zeit. Ein Ort der Freiheit und der eleganten Lebensart; 1946, im ersten freien Sommer nach dem Zweiten Weltkrieg, wurde dort der erste Bikini vorgestellt.

Der Vater des Jungen ist von den Geschichten aus Paris so begeistert, dass er seinen Sohn nach der Badeanstalt »Piscine Molitor« nennt, dem »Nonplusultra der Badekultur von Paris, ja der gesamten zivilisierten Welt«, einem »Schwimmbad für die Götter.« Die Becken waren so groß wie kleine Ozeane, in denen »immer zwei Bahnen reserviert waren, damit Wettkampfschwimmer üben konnten.«

Ende der Achtzigerjahre wurde die Piscine Molitor geschlossen, um einem Parkhaus zu weichen. Eine Bürgerinitiative erreichte, dass sie unter Denkmalschutz gestellt wurde. Dennoch verfiel sie über 20 Jahre lang, die ehedem blitzsauberen Kacheln verschwanden unter Schichten von Graffiti. Irgendwann in der Zukunft soll sie wieder eröffnet werden, von einem privaten Investor, allerdings als Gebäudekomplex mit Hotel, Ärztehaus, Restaurants und Shopping-Mall.

Der Regisseur Ang Lee hat »Schiffbruch mit Tiger« für das Kino umgesetzt. Der Bilderrausch seines Films lässt die Piscine Molitor noch einmal für einige Momente in altem Glanz erstehen. Er ist selbst passionierter Schwimmer, erzählt mir Lee bei einer Begegnung nach dem Film. Wer seine Leidenschaft teilt, findet den ruhigen Fluss des Schwimmens in Lees Bildern. Wasser ist für ihn eine Metapher. »Wasser in großen Mengen kann beängstigend wirken«, sagt er. »Ich glaube, viel von unserer Einstellung zum Wasser ist durch die Religion und andere kollektive Empfindungen geprägt. Besonders für Hindus, Juden und Christen ist es eine zerstörerische Kraft. Aber es bedeutet auch Geburt, Reinheit oder Reflektion.«

Große Massen Wasser können ein Bild sein für den Ozean unserer Gedanken und Gefühle. In sie einzutauchen erfordert Mut.

»Schwimmen«, sagt Lee, »ist äußerst inspirierend.« Besonders, wenn er einen Film dreht, arbeite sein Geist ununterbrochen. Es sei nahezu unmöglich, den Strom der Gedanken und Bilder zu stoppen. Außer im Wasser. »Beim Schwimmen muss ich einfach atmen, ohne nachzudenken. Man hat gar keine andere Wahl als regelmäßig zu atmen. Schwimmen ist eine Meditation in Bewegung.«

In »Schiffbruch mit Tiger« geht der Onkel auch im Alter von 60 Jahren noch jeden Tag ins Wasser. Der Junge lernt ihm zuliebe schwimmen. Als er sieben Jahre alt ist, geht der Onkel mit ihm an den Strand, breitet die Arme zum Meer aus und ruft: »Das ist mein Geschenk für dich!« Später wird es ihm das Leben retten.

Diese Szene entspricht ungefähr dem Geschenk, das Orthopäde III mir machte, als er meinen Blick für die Freiheit natürlicher Gewässer öffnete.

Die Wasser-Hypnose

Ich bin noch mit Badekappenzwang und Fußdusche aufgewachsen. Respektspersonen mit Trillerpfeife schoben imposante Bäuche vor sich her. Der Schwimmunterricht in der Schule erfüllte seinen Zweck: das Risiko des Todes durch Ertrinken zu minimieren. Beim Schwimmen ging es immer um Leistung. Spaß war suspekt. Klar, dass auch ich als kleiner Junge Partisan bei der Arschbomben-Guerilla wurde, für die man heute Schwimmhallen in Spaßbäder umbaut. Mit Pommesbuden und tollen Rutschen.

Derzeit gibt es 7.500 Bäder in Deutschland, 6.200 davon öffentlich, jeweils zur Hälfte Hallen- und Freibäder. 1.100 Bäder wurden in den letzten zehn Jahren geschlossen. Neubauten sind überwiegend in privater Hand, in Fitness-Studios und Hotels. Müßig zu fragen, was wäre, wenn nur ein kleiner Teil der Kosten, die jedes Jahr durch die Rückenschmerzindustrie entstehen, in Bau und Pflege von Bädern flösse, in denen man unbehelligt und ausdauernd schwimmen kann.

Fantasien. Bleiben wir bei den Tatsachen. Badeanstalten sind vielleicht praktische Einrichtungen. Aber braucht man sie immer? Warum verkrampft man in öffentlichen Bädern, nicht nur beim Rückenschwimmen? Weil man aus dem Rhythmus kommt oder Wasser schluckt. Weil da immer andere sind, die einen stören. Schwimmen in einer Gruppe kann eine vergnügliche Angelegenheit sein, beim Nicht-Untergehen jedoch ist jeder auf sich allein gestellt.

Genau das wollte ich zunächst beim Schwimmen: allein sein. Wasser und Schwerkraft haben etwas gemein: Sie sind in Bezug auf den Menschen absolut mitleidlos. Man kann nicht gegen das Wasser schwimmen, nur mit ihm. Das ist eine elementare Erfahrung bei jedem Zug. Und: Man ist ganz auf sich gestellt, wenn kein Beckenrand mehr in der Nähe ist.

Ich versuchte mich zu betrachten, ohne etwas zu bewerten. Ich war noch in einer Phase meines Lebens, in der ich daran glaubte, mit meinem Willen Berge versetzen zu können. Oder zumindest mit meiner Ausdauer. So war ich immer geschwommen. Mit Kraft. Wenn man lange genug schwimmt, kommt man automatisch an den Punkt, wo die Kraft nachlässt und man sich überlegen muss, wie man seine Reserven sinnvoll einsetzt. Vergiss die Kraft. Lerne schweben. Während meiner Gleitphasen im Wasser ließ ich diese Gedanken immer wieder durch meinen Kopf laufen.

Erst draußen im See – und später in vielen anderen Gewässern – lernte ich, dass das Wasser jeden Tag anders ist. Es ist wie in dem berühmten Ausspruch von Heraklit: »Es ist unmöglich, zweimal in denselben Fluss zu springen. Auch wenn wir in denselben Fluss steigen, fließt immer anderes Wasser herbei.«

Das gilt auch für unsere Wahrnehmung der Welt. Ihr Wesen ist Bewegung und Veränderung. Sie hält weniger Gewissheit und Sicherheit für uns bereit, als uns lieb ist. Sie ist nicht per se gemütlich. Sie ist nicht gut oder böse. Der Welt ist es egal, ob wir gut in ihr klarkommen oder nicht, ob wir obenauf schwimmen oder untergehen. Das ist eine der vielen Lektionen, die das Wasser bereithält. Man muss sich jedes Mal neu hineintasten und aus eigener Kraft schwimmen. Es ist mal wärmer oder kälter, härter oder weicher, manchmal weht der Wind, dann ist es kabbelig und man muss beim Atmen aufpassen. Es ist niemals selbstverständlich, dass das Wasser dich trägt. Es erfordert Konzentration und Achtsamkeit; auch gegenüber dir selbst. Wie fühlst du dich heute? Willst du wirklich die Strecke schwimmen, die du dir vorgenommen hast? Oder wäre es besser, einen Gang runterzuschalten?

Wie das Wasser ist auch unser Geist in ständigem Fluss. Wir können darin untergehen oder den Strom beruhigen und in Harmonie mit ihm leben. Bestimmt die Vergangenheit mein Bewusstsein, herrschen vielleicht Reue oder Ärger vor. Aber ich kann das Vergangene nicht ändern. Bestimmt die Zukunft meine Gedanken, sind die vorherrschenden Stimmungen vielleicht Angst und Unsicherheit; sie werfen ihre Schatten bereits auf die Gegenwart, obwohl sie im Jetzt noch keinerlei Bedeutung haben. In der oft zu hörenden Idealvorstellung, »im Hier und Jetzt« zu leben, schleicht sich manchmal ein kleines Missverständnis ein: Das Jetzt ist kein sicherer Ort, es ist auch kein statischer Zustand, dann würde die Welt ja stillstehen. Wenn ich davon spreche, im Jetzt zu sein, kann dies nur bedeuten: bei mir selbst zu sein, während ich jeden Tag aufs Neue in den Fluss der Ereignisse springe. Ich als wahrnehmendes Subjekt bin für mein Bewusstsein die einzige tatsächliche Konstante in dieser Welt.

Vielleicht sogar der einzige Mensch, den ich wirklich kenne. Auch ich verändere mich, bin jeden Tag anders. Aber mein Ego ordnet sich im Wasser unter. Wenn es mir gelingt, mich in Harmonie mit dem Wasser zu bewegen, dann erlebe ich, was Piscine Molitor, der indische Junge in dem Roman erlebt: Er schwamm »fast zur Hypnose, und das Wasser verwandelte sich von geschmolzenem Blei in flüssiges Licht.«

Kraft allein genügt nicht

Vor einigen Jahren traf ich den Schwimmer Paul Biedermann für ein Interview. Ein ruhiger, fokussierter Sportler. Eine Weile jagte er von Triumph zu Triumph, brach einen Weltrekord nach dem anderen. Wir sprachen über den Rausch des Siegens und über sein Rennen gegen Michael Phelps bei der WM in Rom 2009. Biedermann schlug eines seiner Vorbilder über 200 Meter Freistil um mehr als eine Sekunde. Biedermann sagte damals, er habe schon immer den Antrieb gehabt, sich etwas zu beweisen. Sein Trainer bescheinigt ihm »den Killerinstinkt«. Als Biedermann in Rom bemerkte, dass Michael Phelps nicht mehr neben ihm, sondern hinter ihm war, hat ihn das enorm beflügelt. »Du bist vor einem 14-fachen Olympiasieger und du merkst: Er hat jetzt keine Chance mehr gegen dich. In einem solchen Moment bin ich nur auf dieses eine Rennen fokussiert. Das ist wie ein Rausch.« Vielleicht ging es Andrew Boy Charlton 1924 in Paris ebenso.

Ein Trance-Zustand stellt sich dabei nicht ein. Da ist ja immer noch der Schmerz, der Muskelschmerz durch die Übersäuerung. Je länger die Strecke, desto stärker wird er. Entweder du nimmst ihn an, oder du lässt dich davon leiten. Entweder willst du weitermachen oder du kapitulierst.

Oft habe er nach einem Rennen gar keine Vorstellung davon, wie es gelaufen ist, sagte Biedermann. Unmittelbar danach sei sein Bewusstsein nicht in der Lage, viele Informationen zu verarbeiten. »Wenn ich aus diesem Zustand erwache, bin ich meist schon wieder zu Hause.«

Wenn ich mir das Video dieses Rennens bei Youtube anschaue, bekomme ich jedes Mal einen Adrenalinschub, während die Stimmen der von Sekunde zu Sekunde fassungsloseren Kommentatoren sich überschlagen. Biedermann erzählte, welch tiefe Befriedigung ein Sieg für ihn bedeutet. Aber, abgesehen davon, dass er etwa doppelt so schnell ist wie ich, möchte ich nicht mit ihm tauschen. Es wäre niemals meine Art zu schwimmen.

Das Leistungsprinzip. Es macht mir die Wahrnehmung klein und eindimensional. Als würde man mit permanentem Tunnelblick leben. Vielleicht begegnet man niemals einem echten Picasso-Drückerfisch oder blauen Seesternen.

Von seinen Tücken kann auch Heike erzählen, meine Schwimmtrainerin. Heike Prochazka, Jahrgang 1961, war auch einmal ein Wunderkind im Wasser, sie schwamm im DDR-Olympiakader und ist 19-fache Deutsche Meisterin in allen möglichen Disziplinen.

Sie schießt noch immer wie ein Torpedo durchs Wasser. Dafür muss man nicht Schuhgröße 52 haben oder Hände wie Klodeckel. Geschwindigkeit ist nicht alles, Kraft ist nicht alles. Das lässt sie uns entdecken.

Absichtlich langsam zu schwimmen ist sogar eine effiziente Trainingsmethode, mit der man die Körperspannung im Rumpf und die maximale Zuglänge erhöhen kann. Um den Antrieb zu verbessern, könnte man zwar auch einfach kräftiger durchziehen. Doch sind die Kraftverhältnisse im Wasser so, dass der Energieverbrauch in der dritten Potenz zunimmt. Für eine Verdoppelung der Zuggeschwindigkeit braucht man das Achtfache an Energie. Deshalb konzentriert man sich beim langsamen Schwimmen darauf, den Strömungswiderstand zu senken. Möglichst flach liegen, möglichst flüssige harmonische Bewegungen. Langsames Schwimmen trainiert das Wassergefühl.

Wenn Schwimmer über das Wassergefühl sprechen, klingt es manchmal fast wie bei einer Weinprobe. Wasser ist Gefühlssache. Das Gefühl sagt einem, wie und wann man es greift und den Körper mit möglichst geringem Widerstand vorwärtszieht. Es gibt Tage, da bekommt man es nicht zu fassen, es rinnt durch die Finger. »Beim Schwimmen gibt es nur einen Partner«, schreibt John von Düffel, »das Wasser selbst.« Manchmal will dieser Partner uns nicht, denken wir. Aber es sind wir, die nicht zum Partner finden.

Von Düffel hat diese Situation in seinem Buch »Schwimmen« beschrieben: »Wo man sich eben noch eins fühlte mit der schnellen Geschmeidigkeit der Wasserwirbel und Wellen, empfindet man das Wasser und seine weiche Dichte jetzt als Hindernis und lähmende Verlangsamung.« Von Düffels Beschreibungen seiner Gefühlslagen sind ebenso fließend wie erhellend. Solche Worte findet jemand, der das Wasser leidenschaftlich sucht und in allen seinen Zuständen kennt. Jemand, der weiß, wie es in einem leeren Freibad bei Regen von unten aussieht.

Seiner Neigung zum Sport ist der Autor auch in seinem satirischen Roman »Ego« gefolgt. Er beschreibt darin einen Turbo-Egoisten, einen Unternehmensberater, der sein Leben dem Körperwahn verschrieben hat. Ein kleiner deutscher Bruder von Bret Easton Ellis' »American Psycho«. Es gibt eine Stelle, da muss der makellose Studio-Athlet ins Meer, um einen Ertrinkenden zu retten. Von Düffel kostet diese Stelle aus und lässt seinen Helden mit der »Alpha-Anatomie« erkennen, dass er kaum schwimmen kann. »Ich hatte meine Muskeln nie zu etwas anderem gebraucht als zum Erhalten und Vermehren meiner Muskeln.«

Zwischen einer Schwimmbewegung und einer Bewegung mit Hanteln oder Maschinen liegen Welten. Auch physiologisch. Schwimmbewegungen folgen dem natürlichen verwrungenen Aufbau der menschlichen Muskulatur. Sie erfolgen in jenen komplexen kinetischen Ketten, von denen Oliver Schmidtlein im Kapitel »Der ›Funtional Movement Screen‹« (S. 139) spricht. Jede Bewegung verläuft um Nuancen anders und belastet jedes Mal auch die beteiligten Muskeln, Sehnen und Gelenke anders. Es geht um Feinheiten der Handstellung und des Abdrucks. Es geht um Ökonomie und Bewegungsintelligenz.

Wasser als Sinnbild hatte bereits großen Stellenwert im »Tao Te King« (oder in neuer Umschrift »Daodejing«), dem Gründungsbuch des Daoismus. Es ist eine Sammlung von Spruchkapiteln, die einem Weisen namens Lao-Tse zugeschrieben werden und vermutlich im 4. Jahrhundert v. Chr. entstanden. Ob ein Mensch mit dem Namen Lao-Tse tatsächlich gelebt hat, ist strittig. Vermutlich entstand die Textsammlung über einen längeren Zeitraum, der von Unruhen und Kriegen geprägt war und zur Blütezeit der chinesischen Philosophie wurde, weil die Gelehrten darüber nachdachten, wie Frieden und Stabilität erreicht werden könnten.

Dao bedeutet Pfad oder Weg. Doch damit ist nicht die abstrakte Bedeutung erfasst. Lao-Tse stellt das Dao als eine Art transzendentaler höchster Wahrheit dar. Die von seinen Zeitgenossen so hoch geschätzte Zivilisation ist ihm lediglich eine Entfremdung von der natürlichen Ordnung. Stattdessen empfiehlt das Buch ein Leben in Einfachheit. Der beste Herrscher ist einer, der den Dingen ihren natürlichen Lauf lässt.

Das höchste Gut ist wie Wasser.
Wasser ist gut,
allen Wesen zu dienen.
Es bemüht sich nicht
und bleibt an Orten,
die Menschen verachten.
Darin gleicht es dem Dao.
(…)
Kein Begehren – kein Tadel.

Jedes Ding und Wesen findet spontan seinen eigenen »Weg«, sein eigenes Dao. Es wird als ethisch richtig erachtet, dieser Spontaneität ihren Lauf zu lassen und nicht einzugreifen, also: »Nicht-Eingreifen«, »Nicht-Handeln« oder »Nicht-Erzwingen«.

Die Dinge und ihr Verlauf werden als sich selbst ordnend und sich selbst in ihrer Natur entfaltend und verwirklichend angesehen. Es erscheint sinnlos, Energie in einen Willensakt oder eine Handlung zu investieren, die einen Eingriff in das natürliche Wirken des Dao bedeuten würde. Der Mensch soll einfach »geschehen lassen«, nicht verblendet durch eigene Wünsche und Begierden.

Auf der ganzen Welt
gibt es nichts Weicheres und Schwächeres als das Wasser.
Und doch in der Art, wie es dem Harten zusetzt,
kommt nichts ihm gleich.
Es kann durch nichts verändert werden.
Dass Schwaches das Starke besiegt
und Weiches das Harte besiegt,
weiß jedermann auf Erden,
aber niemand vermag danach zu handeln.

Damit ist der große Zusammenhang gemeint, aber auch er beginnt im Kleinen. Sei es auch nur in einer Schwimmbewegung. Manchmal, wenn ich allein Bahnen im Pool schwimme, denke ich wieder an das Bild des Pianisten, der seine Etüden spielt, rauf und runter. Pyramidensequenzen, Lagen-Abfolgen, Delfin, Rücken, Brust, Kraul. Geläufigkeit, Geschmeidigkeit, Harmonie.

Delfin-Arme mit Kraul-Beinen

Heikes Talent wurde in der Schule entdeckt. In der fünften Klasse ging sie auf die Sportschule in Hohenschönhausen, mit 13 Jahren war sie täglich dreimal im Wasser, ab morgens um halb sieben. Mit 14 Jahren flutschte die erste Bandscheibe raus, nicht nur durch das Schwimmen, sondern auch durch das harte Krafttraining. Rückblickend sagt sie, hätte sie mit ihren Anlagen und ihrer Konstitution »niemals diesen Leistungssport machen dürfen. Das musste so kommen. Ich habe meinem Körper zu viel abverlangt.« Damals musste sie von einem Tag auf den anderen aufhören.

Nach einer Pause, in der sie Yoga, Tai Chi und Qigong kennenlernte, trainierte sie weiter, bereitete sich auf eine Weltmeisterschaft vor. Ein Jahr später war die zweite Bandscheibe raus. »Das war mein eigener Druck«, sagt sie. »Das ist meine eigene Geschichte. Meine Erziehung.« Sie hatte Glück, die Bandscheiben drückten nicht auf den Spinalkanal. Operiert wurde sie in beiden Fällen nicht. Manuelle Therapie und gezielter Muskelaufbau erschienen auch den ansonsten besonders im Fach Chemie nicht zimperlichen Sportärzten der DDR sinnvoller.

Unter Profisportlern gibt es unzählige Beispiele aus allen Disziplinen, die mit Bandscheibenvorfällen weitermachen können. Franziska van Almsick erschwamm nach einem Bandscheibenvorfall noch haufenweise Medaillen und Weltrekorde. Es macht allerdings einen Unterschied, ob sich ein Team von Spezialisten darum kümmert oder man im Schnelldurchlauf nach Kassenschema verarztet wird.

Wie Yoga ist auch Schwimmen nicht automatisch gut. So wie man schädliches Yoga machen kann, kann man auch ungünstig schwimmen. Das betrifft sowohl den Bewegungsablauf als auch die Einstellung dazu.

»Wenn man über seine körperlichen Voraussetzungen hinausgeht, schafft man ungünstige Verhältnisse, auf die der Körper reagiert«, sagt Heike.

»Bandscheiben rutschen nicht einfach so raus. Ich erkläre mir das über den Druck. Ein Missverhältnis im Köper erzeugt zu viel Druck. Direkt an der Wirbelsäule oder auch mental. Das kann der Körper irgendwann nicht mehr ausgleichen. Und dann passiert's.«

Heike war damals voll im System. Es gab auch die sogenannte Psychologische Betreuung. »Das ist Druck von außen, aber man spürt ihn nicht. Man ist stolz«, sagt sie heute. »Der Trainer war meine Identifikationsfigur. Du findest das erfüllend. Du steigerst deine Leistung. Aus jedem Vergleich gehst du als Siegerin raus. Das macht auch süchtig. Das ist der nächste Punkt: Wenn du das Ziel einmal erreicht hast – wie gehst du mit dem Erfolg um? Meist wollen wir mehr davon.«

Wer ihre Geschichte kennt, kann sich vorstellen, wie sie es genießt, manchmal nach dem Training mit feinem Grinsen bunte Smarties an uns zu verteilen.

Zumindest Freizeitschwimmer wissen irgendwann: Medaillen hängt ihnen keiner mehr um. Aber sie können jedes Mal gewinnen, wenn sie ins Wasser steigen. Einmal stand ich am Beckenrand, setzte die Schwimmbrille auf, da sagte

Heike zu mir: »Geh spielen!« Wegen solcher Sätze wusste ich, dass ich bei ihr richtig war.

Jeder Schwimmer braucht ein Korrektiv. Jeder muss seine eigene Technik finden, doch schleichen sich mit der Zeit kleine Unachtsamkeiten ein, ungünstige Bewegungsmuster setzen sich fest oder man stößt an eine Grenze, die man nicht überwinden kann, ohne dass jemand von oben draufschaut und den Fehler benennt. Ich war zum Beispiel schon weit über vierzig, als ich die Rollwende lernte. In der Schule hatte ich sie irgendwie verpasst. Für mein Amateurniveau war sie auch nicht zwingend erforderlich. Manchmal, wenn ich es versuchte, bekam ich Wasser in die Nase, Spülung der Nebenhöhlen inklusive. Wenn ich will, mache ich heute Rollwenden und unter Wasser Delfin-Kicks, wie ich das früher nur aus dem Fernsehen kannte. Bei Heike habe ich das in 30 Minuten nachgeholt.

Sie verbindet gern mehrere Elemente in einer Übung. Zum Beispiel ist es als Ausdauertraining sinnvoller, mehrere Intervalle zu schwimmen, statt einfach eine Stunde am Stück durchzuziehen. Diese Intervalle verbinden wir oft mit Koordinationsübungen, etwa, indem wir Arm- und Beinschläge der Stile gegeneinander vertauschen: Kraul-Arme mit Brust-Beinen, Delfin-Arme mit Kraul-Beinen, die Möglichkeiten sind endlos. Und alle bereiten Vergnügen, weil das Aufbrechen eines starren Bewegungsmusters schlicht, ja, Spaß macht.

In einem ihrer Kurse stand eine ältere Dame vor ihr und sagte: Ich habe Angst. Sie konnte den Kopf nicht unter Wasser bringen. Heute, mit 74 Jahren und zwei Knieprothesen, schwimmt sie Kraul und taucht sogar. So etwas geht nur ohne Druck, indem man sanft mitgenommen, über Grenzen hinausgeführt wird und die Freude an seinen Fortschritten genießt. »Du kannst in jedem Moment anfangen, egal wie alt du bist und in welchem Zustand. Und du wirst immer etwas entdecken in deinem Körper. Und das ist das Thema: Entdecke deinen Körper.«

Dies auch zur Ermunterung aller, die sich immer mal wieder vornehmen, nochmals mit dem Schwimmen anzufangen. Sie packen ihre Badetaschen voller gutem Vorsatz, schaffen es ein paar Mal, erzählen schon ihren Freunden, wie gut es ihnen tut, dann kommt Stress im Job dazwischen oder das Kind bekommt einen Zahn.

Im Leistungssport ist für solche Gedanken wenig Gelegenheit. Heikes Verhältnis zum Wasser war damals schlicht: »Bamm! Und durch!« Wenn sie heute selbst schwimmen geht, dann nicht, weil sie muss. Sie sagt sich: »Ich bin gespannt, wie lange das Wasser mich heute in seinem Bann hält. Manchmal zweieinhalb Stunden, manchmal nur eine halbe Stunde. Und wenn der Bann vorbei ist, gehe ich mit einem Lächeln raus.«

Im Ego-Aquarium

Ihre bemerkenswerten didaktischen Fähigkeiten stammen nicht nur aus der eigenen Grenzerfahrung im Leistungssport. Sie hat als Leiterin von Schwimmbädern lange genug Menschen im Wasser beobachtet. Da gab es die Geschichte mit den beiden Schwimmhallen in Friedrichshain. Sie lagen nicht weit voneinander entfernt. Jede hatte ihr Stammpublikum. Wenn sie morgens um sechs Uhr öffneten, standen die Leute schon Schlange, als ob es frische Brötchen gäbe. Dabei wollten sie doch bloß schwimmen. Wenn die Tür aufging, begann schon der erste Wettbewerb: Wer würde der Erste im Wasser sein? Jeder hatte seinen Stammschrank, immer am selben Tag zur selben Zeit. Jeder hatte seine Bahn. In beiden Hallen.

Dann wurde eine wegen Bauarbeiten geschlossen.

Das Publikum der geschlossenen musste in die andere Halle ausweichen. Aber da waren die Schränke und Bahnen schon besetzt. Jeder bestand nun auf seinem vermeintlichen Recht. Man trat sich unter Wasser. Spuckte. Schubste. Manchmal sprangen die Gegner aus dem Wasser, um sich Prügel anzudrohen. Dann rückte frühmorgens gar die Polizei an. Nicht wegen randalierender Jugendlicher wie in anderen Berliner Bädern, sondern weil erwachsene Menschen sich nicht darüber einigen konnten, wie man den zur Verfügung stehenden Raum gemeinsam sinnvoll nutzt.

Als Heike diese Szene ausmalt, sehe ich sie deutlich vor mir: Männer vor allem, schmallippig, verbissen, mit sich selbst, den anderen und gleichzeitig dem Wasser ringend. Schnappatmung. »Ich habe nur diese 20 Minuten und ich will jetzt!«

Tut mir leid, aber dieses Geschlechterklischee ist in jahrelanger Praxis erwiesen. Männer gehen häufig einfach irgendwo rein und beanspruchen ihr Revier. Als würde ein genetisches Programm ablaufen. Als würden sie einmarschieren. Damit ist der Konflikt absehbar. Frauen weichen aus, verständigen sich. Männer müssen sich sofort messen.

Wir sind keine Picasso-Drückerfische. Vielleicht sind wir alle auch nur besonders verteidigungsbereit, weil wir uns fast nackt und schutzlos gegenüberstehen. Aber müssen wir deshalb die Contenance verlieren? Man kann nicht gegen das Wasser schwimmen und auch nicht gegen die anderen im Wasser.

»Ging es gut?«, fragt Heike, als wir am anderen Ende der Bahn angekommen sind. Es ging gut, sogar erstaunlich gut. Die Trainingsgruppe wird von leichter Euphorie ergriffen.

»Dann machen wir es jetzt noch mal«, ruft Heike in die allgemeine Heiterkeit. »Aber nun mit einem Arm nach hinten ausgestreckt und einem senkrecht aus dem Wasser.« Die Übung liegt an der Schwelle zum Wasserballett. Eine Vorstufe des Cancan für Schwimmer. Wer weiß, vielleicht füllen wir beim nächsten Mal wirklich Champagner in die Becher.

12. KAPITEL

Der aufrechte Gang

Horst Schlämmer im OP

Es ist mal wieder ein Morgen, an dem mir vor Entsetzen beinah das iPad aus der Hand fällt. Früher wäre es die Zeitung gewesen. Die Zahl der Rückenoperationen hat sich in den letzten fünf Jahren verdoppelt, lese ich bei »Spiegel online«. Die Situation scheint ernst. Normalerweise wird bei Rückenthemen ein nackter weiblicher Rücken abgebildet, der überhaupt nicht nach Schmerzen aussieht. Diesmal hat sich die Redaktion für das Bild eines Skeletts entschieden, bei dem ein Wirbel glüht wie eine heiße Herdplatte.

Auslöser für den Artikel ist der Krankenhausreport der AOK. Zwei Drittel der Operationen seien »medizinisch nicht erklärbar«. Patienten könnten nicht mehr sicher sein, ausschließlich aus medizinischen Gründen behandelt zu werden. Nach Darstellung der AOK geht es in Krankenhäusern immer weniger um Gesundheit und immer mehr ums Geschäft. Der Präsident der Deutschen Gesellschaft für Chirurgie spricht von Regionen in Deutschland, »wo die Patienten eingefangen werden«.

In Bayern und Schleswig-Holstein ist die Wahrscheinlichkeit, als Normal-Horst-Schlämmer auf dem OP-Tisch zu landen, 50 Prozent höher als in Berlin. Für einen Augenblick denke ich an Science-Fiction-Filme über die Organspende-Mafia. Da machen sie mit Krankenwagen Jagd auf Menschen.

Es handelt sich um eine PR-Attacke auf dem Schlachtfeld der Gesundheitspolitik. Das Vorgehen ist simpel. Man beschuldigt sich gegenseitig: Reibach auf Kosten der Patienten! Das sorgt zuverlässig für Aufregung.

Vertreter der Krankenhauslobby haben den AOK-Report schon vor der Veröffentlichung gelesen und können noch am selben Tag fristgerecht die Klinge zücken: »Angesichts der Rekord-Überschüsse der Krankenkassen nehmen die Kürzungen zu Lasten der stationären Patientenversorgung geradezu groteske Formen an«, wettern sie.

Nach drei Tagen ist die Sau durchs Dorf getrieben, die Zeitungen schreiben über etwas anderes. Zurück bleiben verunsicherte Patienten.

Zu denen gehörte ich auch einmal. Damals hätte ich nicht diese Vielzahl von Statistiken und Studien zitieren können, die besagen, dass bei 90 Prozent der Vorfälle die Beschwerden von selbst verschwinden. Meine Entscheidung gründete auf dem Instinkt, meine körperliche Unversehrtheit zu wahren, trotz leichter neurologischer Ausfälle, wie der Taubheit im Fuß.

Mittlerweile sind genügend Fälle dokumentiert, in denen sich der Vorfall von selbst zurückgebildet hat. Auf den Aufnahmen ist nichts mehr zu sehen. Ich selbst habe keine neuen Bilder anfertigen lassen. Ich verlasse mich auf mein Gefühl.

In den USA wurden 500 Patienten mit Bandscheibenvorfall und massiven Ischiasbeschwerden zwei Jahre lang untersucht. Ein Teil wurde operiert, der andere bekam Physiotherapie und Trainingsanleitungen. Bei zwei Dritteln trat eine deutliche Besserung ein, egal ob sie operiert wurden oder nicht. Der Erfolg hängt weniger mit der Statik der Knochenkette oder zu schwachen Muskeln zusammen als mit der psychosozialen Situation. Wer sich ungeliebt oder gemobbt fühlt, hat eine schlechtere Prognose. Die Seele kann man nicht operieren.

Guter Arzt, böser Arzt

Ökonomischer Druck und wirtschaftliches Streben stehen mittlerweile über allem. Wie soll der medizinische Laie die Qualität von Ärzten oder Kliniken einschätzen? Früher vegetierten alte Menschen lieber allein zu Hause, statt zum Arzt zu gehen, weil sie Angst vor der Diagnose hatten. Eine solche Zeit könnte wieder kommen. Diesmal, weil die Leute Angst vorm Arzt haben. Die Kommerzialisierung der Medizin ist ein historischer Dammbruch, der das Verhältnis zwischen Arzt und Patienten beschädigt hat. Kein Wunder, dass mancher sein Heil beim Schamanen sucht.

In einer Studie bewerteten Radiologen und Orthopäden die Aufnahmen von Patienten, die sie nicht kannten. Fast ein Drittel hatte ihrer Meinung nach therapiebedürftige Deformationen, bei einigen schien eine Operation unumgänglich. Die Aufnahmen stammten allesamt von Menschen ohne Beschwerden. Die Macht der Bilder.

Das Statistische Bundesamt hat für das Jahr 2010 allein 400.000 Rückenoperationen gezählt, die Hälfte davon Bandscheiben. Der Standard-Eingriff an der Bandscheibe kostet etwa 3.000, im Einzelfall kommen auch 25.000 Euro zusammen. Schrauben, Federn, Klammern, der Baukasten ist gut bestückt. Und überflüssig. Jedenfalls bei einer überwältigenden Mehrheit der Patienten. 85 Prozent der Eingriffe gelten als unnötig bis gefährlich. Natürlich gibt es Fälle, bei denen eine schnelle, klare Entscheidung nötig ist und eine Operation Schlimmeres verhindert. Eine überschaubare Liste von »Red Flags«, roten Fahnen, Anzeichen, die sofortiges Eingreifen erfordern. Lähmungen, Probleme mit Blasen- oder Darmfunktion. Näheres sagt Ihnen der Arzt Ihres Vertrauens.

Schlagzeilen heißen so, weil sie oft die Wahrheit erschlagen. Oder den Leser. Der fragt sich, ob draußen auf der Straße vielleicht schon Gangster mit dem Skalpell in der Hand herumlaufen. Die Zuwendung vom Arzt zum Patienten – überhaupt: die vertrauliche Beziehung zwischen beiden – kommt in der Welt der Gesetzlichen Krankenkassen kaum noch vor. Alles, was mit Apparaten zu tun hat, wird weiterhin gut bezahlt. Die Geldspeicher der Kassen sind zum Bersten voll. Den Funktionären geht es prima.

Wer Gesundheit primär als Wirtschaftszweig betrachtet, schafft die Voraussetzungen dafür, dass Menschen darin nach lukrativen Nischen suchen. Das tun sie auch und besonders bei Privatpatienten. Ärzte stehen unter zunehmendem Konkurrenzdruck, ihr Einkommen ist immer öfter abhängig von Patientenzahlen, Bettenauslastung, Betriebsergebnissen.

Chronischer Rückenschmerz ist eine eigene Krankheit mit eigener Dynamik, die meist nichts mehr mit ihrem Auslöser zu tun hat. Schmerz entsteht nicht an der Stelle, an der er wahrgenommen wird. Die Rückenindustrie ist ein eigener Geschäftszweig mit eigener Dynamik, der mit Gesundheit insofern zu tun hat, als er von ihr lebt und sie zugleich bedroht. Beide entstehen überwiegend aus Angst.

Die überbehandelte Gesellschaft

Leben wir in einer permanent überlasteten Gesellschaft? Generationen vor uns, die Massenvernichtungen, Kriege, Wiederaufbau erlebt hatten, klagten seltener über Rückenschmerzen. Im Vergleich dazu erscheinen das überdrehte Geschäft mit unseren Ängsten und Eitelkeiten, der permanente digitale Info-Smog, Burn-out – neuerdings auch: Boreout – sowie sonstige Malaisen des 21. Jahrhunderts wie ein Schnupfen. Warum nur steigen die Zahlen?

Der amerikanische Arzt und Autor Nortin M. Hadler spricht von der »sozialen Konstruktion« eines Beschwerdebildes. Er macht dies deutlich am Beispiel des Schleudertraumas.

Eine schwedische Untersuchung stellte fest, dass Nackenschmerzen nach einem leichten Auffahrunfall bei denjenigen wieder von selbst verschwanden, die nicht auf Schmerzensgeld klagten. Patienten, die rechtliche Schritte einleiteten, litten deutlich schwerer und länger unter den Folgen einer Kollision.

Im Jahr 2000 schaffte die kanadische Provinz Saskatchewan in ihrem Rechtssystem bei Autounfällen die Schuldfrage für Ansprüche auf Schmerzensgeld oder Verdienstausfall ab. Fortan hatte jeder, der bei einem Unfall verletzt wurde, Anspruch auf Zahlungen. Es gab keine Gerichtsverfahren mehr zu diesem Thema. Die Zahl der Fälle von Schleudertrauma sank rapide.

Den Krankheitsnutzen, so Hadler, hat nicht allein der Patient, der nicht zur Arbeit gehen muss oder auf Schmerzensgeld klagt, sondern der gesamte Apparat von Ärzten, Versicherungen, Anwälten, Therapeuten, deren Geschäft darin besteht, ihm zu »helfen«. Sie alle arbeiten daran mit, dass wir nicht nur in einer überlasteten, sondern auch in einer »überbehandelten Gesellschaft« leben.

Die Qualität der Behandlung allerdings lässt zu wünschen übrig. 2006 berichtete die »New York Times« unter der Überschrift »Der Rücken als Profit-Center« über die Verbindungen amerikanischer Wirbelsäulenchirurgen zu

Herstellern von künstlichen Bandscheiben und sonstigen Rückenbauteilen, insbesondere den Schrauben aus Titan. In den USA ging die Mode gerade dahin, Wirbel zu versteifen. Die Schrauben kosten 1.000 Dollar pro Stück, was den Herstellern rund 1.000 Prozent Gewinn einbringt. Den Patienten wird nicht klar, dass die Wirbel und Bandscheiben ober- und unterhalb des versteiften Areals stärker verschleißen. Hinterher sind die Schmerzen oft schlimmer. Dennoch werden pro Jahr Hunderttausende von US-Bürgern auf diese Weise verschraubt, meist noch zusätzlich zu einem direkten Eingriff an der Bandscheibe. In mehreren Fällen waren Chirurgen direkt an Firmen beteiligt, deren Teile sie ihren Patienten einbauten. Dutzende Start-Ups hatten sich bereits auf den Markt spezialisiert und Ärzte als Berater engagiert.

Wo das Messer locker sitzt

1934 begann in Massachusetts die »Herrschaft der Bandscheibe«. Sie führte dazu, dass jahrzehntelang nahezu alles, was im unteren Rücken schmerzte, durch sie erklärt wurde. William Jason Mixter, der die erste Bandscheibenoperation gemeinsam mit seinem Kollegen Joseph S. Barr durchführte, hatte nicht viel mehr als Skalpell und Zange zur Verfügung. Damals galten Chirurgen als Helden.

In den Sechzigerjahren begann man, ein Enzym aus Papayafrüchten in den Bandscheibenkern zu spritzen. Die Ergebnisse waren bescheiden, die Wartezeit auf eine Behandlung war endlos (und führte nicht selten zu Spontanheilungen). Vielleicht war sie einmal ein gutes Placebo. Heute gilt sie als wirkungslos; einige deutsche Rückenbücher führen sie weiterhin auf.

Dann begann man, Bandscheiben zu kochen. Eiweiße und damit auch Collagen, aus dem der Kern besteht, denaturieren durch Hitze. Durch einen Katheter wurde eine Nadel in die Bandscheibe eingeführt und diese auf 90 Grad erhitzt. Wie gut, dass die Bandscheibe selbst keine Nerven enthält. Diese sogenannte »Intradiskale Elektrothermische Therapie« wurde von ihren Erfindern im Eiltempo durch die Zulassung gedrückt. Sie gründeten ein Unternehmen, dessen Kunden Ärzte waren, nicht Patienten.

Auch diese Methode wurde einem Test unterzogen, bei dem die Patienten nicht wussten, ob sie tatsächlich behandelt wurden oder nicht. Bei allen wurde der Katheter eingeführt, bei einigen wurde die heiße Nadel eingeschaltet, bei anderen nicht. Ergebnis: kein Unterschied. Trotzdem wurde das Unternehmen für mehr als 300 Millionen Dollar an einen Pharmariesen verkauft. So lukrativ kann ein Placebo sein.

Die Chirurgen der Gegenwart haben elegantere und kostspieligere Methoden. Laserstrahlen und haarfeine Geräte, die unter MRT geführt werden wie eine Kampfdrohne oder ein Mars-Rover. All das ändert nichts am Ergebnis: Nach zwei Jahren geht es den meisten Leuten besser. Mit oder ohne Operation.

In den USA gibt es auffällige Häufungen von Eingriffen irgendwo in Iowa, Montana oder Wyoming. Dort praktizieren besonders eifrige Chirurgen, so wie in Deutschland auch. Wie ist es umgekehrt? Wo wird am wenigsten geklagt und geschnitten?

Die wenigsten Rückenerkrankungen und noch weniger Operierte finden sich in Heidelberg. Durch die Universität ist die Bevölkerung überdurchschnittlich jung und gebildet. Es gibt überdurchschnittlich viele Physiotherapeuten. Die Nachfrage nach betreutem Training sei so groß, sagte einer dem »stern«, dass manchmal Stammkunden gebeten werden, zu pausieren. Damit auch neue Patienten einsteigen können.

Die »Krankheit Arbeitsunfähigkeit«

Früher einmal war der Bandscheibenvorfall so berüchtigt, dass er als Ticket in die Frührente galt. Ich erinnere mich gern an Besuche einer Institution, die man »Vertrauensarzt« nannte, manchmal auch »Amtsarzt«. Heute würde die korrekte Bezeichnung lauten: »Medizinischer Dienst der Krankenversicherung«. In der Schweiz heißt es immer noch »Vertrauensarzt«. Es handelt sich um einen Arzt, dem nicht der Patient vertraut, sondern die Krankenversicherung.

Dieser Gutachter, den ich mehrfach aufsuchen musste, maß noch mal Puls und Blutdruck und stellte mir Fragen. Sie zielten vor allem darauf, ob ich beabsichtige, eine Erwerbsunfähigkeitsrente zu beantragen. Dieser Sorge galt sein größtes Augenmerk. Heute werden diese Fragen anderen gestellt: Knapp die Hälfte der Anträge auf Erwerbsunfähigkeitsrente ist mit psychischen Leiden begründet.

Gesundheitsfunktionäre und Arbeitgebervertreter wittern hier wieder Schlupflöcher für Arbeitsscheue, Gewerkschaften werden Presse-Erklärungen über zunehmenden Druck am Arbeitsplatz formulieren. Solche Vorgänge haben mit dem einzelnen Menschen und seiner Geschichte nichts zu tun. Es ist offenkundig, dass das System auch zum Missbrauch einlädt. Auch er fällt unter den sogenannten Krankheitsgewinn. Orthopäde IV, der uns aus seinem Praxisalltag erzählt hat, sieht täglich Dutzende solcher Fälle.

Sein amerikanischer Kollege Hadler bezeichnet sich als Student der »Krankheit Arbeitsunfähigkeit«. Amerikaner kommen aus dem Staunen kaum heraus, wenn sie von europäischen und besonders deutschen Sozialleistungen hören. Für europäische Augen hingegen lesen sich Hadlers Thesen bisweilen wie eine puritanische Arbeitsethik. Die Leute haben eben Schmerzen und vielleicht sind sie auch unglücklich. Rückenschmerzen hat man eben manchmal und manchmal nicht. Die Medizinindustrie hat es geschafft, daraus einen behandlungswürdigen Zustand zu machen. Das ganze Übel fing schon mit dem preußischen Sozialversicherungssystem an. In Hadlers Augen verleitet das Sozialsystem dazu, Symptome zu dramatisieren und als Stellvertreter für psychosoziale Unzufriedenheit zu nutzen. Seine Thesen sind eher ökonomischer und biomechanischer Natur, gestützt auf eine Fülle von empirischen Studien. Das mag alles zutreffen. Nur ein kurzer Absatz seiner Streitschrift erwähnt so etwas wie die psychologischen Bedürfnisse des Menschen. Von Motivation, Lebensfreude und vor allem von Bewegung ist keine Rede. Auch eine Frage der Haltung.

Mein Vater, der Held

Im Laufe meiner Wiederaufrichtung habe ich verschiedene Bewegungslehren kennengelernt. Die Liste ist unvollständig. Ich habe meinen eigenen Weg gesucht. Was mir geholfen hat, ist vielleicht für andere ungeeignet. Die Erforschung meiner selbst, was mir hilft, ist für jeden eine individuelle Aufgabe. Ich kann sagen: Es gelang mir, weil ich immer weiter Fragen stellte, weil ich Leute traf, die mir gute Antworten gaben. Und weil ich umgeben war von liebenden Menschen mit unerschöpflicher Geduld. Ich kann nur für mich sprechen. Dies ist meine Geschichte. Sie begann mit meinem Vater.

Ich bin unendlich stolz auf ihn. Er wird dieses Buch nicht mehr lesen. Er starb vor fünf Jahren. Aber er hat es immer gespürt. Wir hatten eine klare, unmittelbare Verbindung. Ein Blick ins Auge des anderen sagte mehr als Worte. Allein dafür bin ich dankbar. Ich darf mich zu den glücklichen Menschen zählen, die scheinbar unbegrenzte Zeit und Zuwendung ihrer Eltern erlebt haben.

Beide wurden beide mitten im Zweiten Weltkrieg geboren und wuchsen in der materiellen und emotionalen Kargheit der Fünfzigerjahre auf, der sogenannten »bleiernen Zeit«. Besonders auf dem Land waren die Leute damals roh, der Nazi-Dreck klebte ihnen noch an den Stiefeln, es wurde viel geschrien und geschlagen.

Mein Vater hatte eine schnelle Auffassungsgabe und gute Noten in der Schule, er wünschte sich, aufs Gymnasium zu gehen. Mein Großvater nahm ihn nach der achten Klasse von der Schule und steckte ihn in eine Fahrradfabrik, ans Band. Der Junge sollte Geld nach Hause bringen.

Meine Mutter wuchs auf einem kleinen Bauernhof auf, als Stiefkind wurde sie zu allen Verrichtungen zuerst herangezogen. Ihr Stiefvater war aus dem Russlandfeldzug mit erfrorenen Beinen zurückgekehrt, seine Wunden heilten nie.

Meine Eltern wollten einfach nicht so werden wie ihre Eltern. Sie waren jung, als ich geboren wurde. Sie wollten es besser machen: Verständnis, Zuwendung, immer ein offenes Ohr. Ohne jemals an irgendeine Theorie zu denken, waren sie selbstbestimmte Menschen und verließen sich auf ihre eigenen Erfahrungen.

Außer dem Führerschein Klasse II hatte mein Vater keine Berufsausbildung. Er hat am Steuer von Lastkraftwagen zigmal die Erde umrundet. Als Kind war ich oft mit ihm auf Tour. Wenn in der Fahrerkabine der Dieselmotor zwischen uns brummte, war es gemütlich wie am Lagerfeuer. Wir hatten viel Zeit zum Reden. Kein Blatt vor den Mund zu nehmen, das war bei uns ein Kompliment. Es bedeutete: Du nennst die Dinge beim Namen.

In der Grundschule gab ein Vikar Religionsunterricht. Er war gefürchtet, weil er grundlos schlug, auch mit dem Lineal. Manchmal warf er mit dem Schlüsselbund, manchmal trat er auch nach uns, wenn wir vor Beginn der Stunde vor dem Klassenzimmer standen. Eines Tages wollte er mir eine Ohrfeige geben und traf mich an der Schläfe. Ich bekam heftige Kopfschmerzen, rannte weinend zum Zimmer des Rektors, der sagte: »Das wird schon seinen Grund gehabt haben.« Da rannte ich nach Hause. Damals, Anfang der Siebzigerjahre, galt die Prügelstrafe auch in vielen Familien noch als »Erziehungsmittel«.

Heute würde man in solchen Fällen juristisch vorgehen und im Lichte der Missbrauchsfälle in der katholischen Kirche würde daraus schnell mehr als ein Disziplinarverfahren. Damals jedoch ging mein Vater zum Gemeindehaus und stellte den Mann zur Rede. Der Vikar ereiferte sich, aus mir würde ein »Verbrecher«, wenn man mir nicht rechtzeitig Zucht und Ordnung beibringe. Darauf erklärte mein Vater dem Vikar, wenn er es noch mal wage, Hand an seinen Sohn zu legen, werde er mit ihm ebenso verfahren.

Er drückte es nicht ganz so höflich aus.

Als kleiner Junge schien mir mein Vater wie ein Bruder von Bud Spencer, der allen Fieslingen seine Doppelbackpfeifen verpasste. Mein Vater hatte auch einen Bart und sehr breite Schultern. Vor allem war er ein aufrechter und aufrichtiger Mensch. Er bedrängte niemanden mit seinen Ansichten, dachte aber auch nicht daran, sie zu verleugnen. Ich halte seine Reaktion bis heute für angemessen.

Einige Jahre später kam es vor, dass mein Vater morgens

um halb vier Uhr in der Küche seinen Kaffee trank, bevor er in seinen LKW stieg. Und wir trafen uns. Es waren kurze, nicht besonders wortreiche Begegnungen im Morgengrauen; zwischen dem Sohn, der etwas später nach Hause kam, und dem Vater, der wusste, er würde die nächsten zehn, zwölf Stunden auf seinem Wagen sitzen, einige Hundert Kilometer zurücklegen und erschöpft heimkehren. Es war ein komplizenhaftes Einverständnis. Der Vater freute sich für den Sohn, für dessen Lebensfreude, und der Sohn wusste, er würde den Vater in den nächsten Tagen wieder auf einer Tour begleiten und ihm alles erzählen.

Noch ein paar Jahre später: Wir übten Autofahren bei Glätte, auf verschneiten Parkplätzen, noch ehe ich in die Fahrschule ging. Mein Vater hatte einen Freund durch einen Glatteis-Unfall verloren. Sein Sohn sollte nicht so schnell aus der Kurve fliegen. Anfahren, ausweichen, schleudern, vorwärts, rückwärts, im Kreis, mit angezogener Handbremse. Auf einsamen Forstwegen machte ich erste Vollbremsungen bei Schnee mit 80 oder 100 Sachen. Sohn am Steuer, Vater daneben, Auto noch nicht bezahlt. Echte Vertrauenssache.

Ich lernte, wie wichtig es ist, keine Angst zu haben und immer aufmerksam zu bleiben. Wie klingt der Schnee? Matschig? Seifig? Knirscht er? Wann bricht der Wagen aus? Wie bleibe ich ruhig und fange ihn wieder ein? Das Gefühl dafür können auch die besten Reifen nicht ersetzen. Das lernte ich von meinem Vater: mir selbst und meinem Gefühl zu vertrauen.

Je länger ich an ihn denke, desto mehr verehre ich ihn. Dennoch waren einige der Verhaltensweisen, die ich von ihm übernahm, nicht immer produktiv, um Konflikte zu lösen. Autoritäten nicht ungeprüft zu glauben, wehrhaft zu sein, manchmal auch aufbrausend, sich durchzusetzen in einer widrigen Umwelt, das war ein tief sitzendes Muster.

Die uneingeschränkte Loyalität meiner Eltern hat mich geprägt. Daraus strahlte, solange ich denken kann, der Glaube an die eigene Kraft und wie beglückend es sein kann, sie mit anderen zu teilen. Diese Kraft wärmt mich bis heute. Sie ließ meiner Schwester und mir den Raum, zu werden, was wir sein wollten.

Ich erzähle diese Geschichten, um daran zu erinnern, wie familiäre Prägung unser Verhalten bestimmt. Meine Kindheit war glücklich, voller blauer Flecken, Bäume, auf die ich kletterte, und Pfützen, in die ich sprang. Ich musste nicht ab der zweiten Klasse Chinesisch lernen.

Unsere zeitgenössische Arbeitswelt ist im Gegensatz dazu nicht ganz so heimelig. Und sie ist ohne unser Zutun kein Hort der positiven Energie. Wir treffen dort auf Menschen, die vielleicht keine schöne Kindheit hatten.

Dem Personaler aus der Konzernzentrale hätte ich natürlich gern seine Banane in den Hals gestopft. Die Bud-Spencer-Lösung. Dieses Lösungsmuster kostet mehr Kraft, als es zurückgibt.

Lange Zeit war ich alles andere als konfliktscheu, um es milde auszudrücken. Bis ich erkannte, dass ein Konflikt auch meine Energie verbraucht und ein Problem größer machen kann, als es ist. Ich nahm manches zu persönlich. Ich musste, um abermals den Gedanken des Philosophen Epiktet aufzugreifen, lernen, zu unterscheiden, welche Dinge in meiner Gewalt stehen und welche nicht.

120.000 Kilometer zu Fuß

Im »Deutschen Wörterbuch« von Jacob und Wilhelm Grimm kommt die Bandscheibe nicht vor. Aber der »Rückenschmerz«, er wird, wie das Wörterbuch vermerkt, »besonders im Plural« benutzt. Der Eintrag ist nicht datiert. Am umfassendsten Wörterbuch der Deutschen Sprache haben sich Generationen von Germanisten krummgesessen. Die Arbeit zog sich über 123 Jahre hin.

Als der Berliner Pathologe Rudolf Virchow im Jahr 1857 erstmals eine vorgewölbte Bandscheibe freilegte, arbeiteten die Brüder schon eine Weile an ihrem Mammutprojekt, des größten Belegwörterbuchs der deutschen Sprache. Jacob, der Ältere, bearbeitete den Buchstaben B. Ob er sich diesen Eintrag für den Buchstaben Z aufgehoben hat, ist nicht überliefert. Z wie Zwischenwirbelscheibe, so wurde das heute als Bandscheibe bekannte Gebilde bis Mitte des 20. Jahrhunderts genannt.

Seit Virchows Entdeckung bräuchten wir eigentlich nicht mehr daran zu glauben, dass es finstere Mächte sind, die uns in den Rücken schießen. Doch Virchow wusste das Vorgefundene und Vorgewölbte zunächst nicht einzuordnen.

Hippokrates (460– 370 v. Chr.) beschrieb erstmals Ischialgien und nannte sie »Hüftweh«. Galenos von Pergamon (129– 199) behandelte viele römische Gladiatoren, er war unter anderem auch der bekannteste Prominenten- und Sportarzt der Antike, er nannte die Lebensweise des Menschen als Ursache und versuchte, dem Schmerz mit Aderlass und Brechmitteln beizukommen. Der Anatom Andreas Vesalius, zu seiner Zeit berühmt für öffentliche Sektionen, beschrieb die Bandscheibe um 1540 erstmals genau.

Erst Anfang des 20. Jahrhunderts wurde der Bandscheibenvorfall als Ursache des Schmerzes ausgemacht. Noch einmal 25 Jahre vergingen bis zur ersten Operation. Auch da hatte sich noch nicht die Erkenntnis durchgesetzt, dass wir selbst es sind, die sich beugen und verbiegen. Mitte der Fünfzigerjahre fragte »Die Zeit« unter der Überschrift »Bandscheibenschaden«: »Haben die Ärzte ein neues Wort für eine alte Krankheit gefunden? Oder ist ein neues Krankheitsbild aufgetreten, das seine Ursache wie viele andere Leiden in den negativen Seiten unserer Zivilisation hat?«

Es gibt die Phrasen: Du hast ein Kreuz zu tragen. Es sitzt dir etwas im Nacken. Die meisten davon sind Binsenweisheiten und markieren gewöhnlich den Tiefpunkt eines Gesprächs über Rückenschmerzen. Sie beziehen sich auf Leiden und transportieren wenig Positives oder Motivierendes, wie allgemein viele solcher Gespräche. Wenn so etwas in Gesellschaft aufkommt, wechsle ich gern das Thema. Viele Leute machen sich selbst klein durch die immerwährende Forterzählung ihrer Leidensgeschichte. Sie machen sich selbst zu Patienten. Dennoch mag ein wahrer, wenn auch nicht gerade aufregend neuer Kern in diesen Redensarten stecken.

Beim aufrechten Gang ist das anders. In gemeinplatzbasierten Unterhaltungen und auch älteren Rückenbüchern wird er als Fluch für die Menschheit dargestellt. Die Statik der Wirbelsäule führe zur übermäßigen Belastung der unteren Wirbel und Bandscheiben, so wie auch zu Plattfüßen, Krampfadern und Hüftgelenksarthrosen. Nicht jeder drückt es so wortmächtig aus wie der Schriftsteller Tilman Spengler: »Wenn heutzutage achtzig Prozent aller Männer nur noch gekrümmt gehen können, hat sich die Natur eben schlicht einen Fehler geleistet.«

Die Bundesanstalt für Arbeitsschutz und Arbeitsmedizin erklärt nüchtern: »Der menschliche Gang ist einer der unsichersten Fortbewegungsvorgänge, die es unter Lebewesen in der Natur gibt.« Die Experten haben sich offenbar von Arthur Schopenhauer inspirieren lassen, dessen Vorbehalte noch weiter gingen, weil »unser Gehen nur ein stets gehemmtes Fallen ist, das Leben unseres Leibes nur ein fortdauernd gehemmtes Sterben, ein immer aufgeschobener Tod ist: endlich ist eben die Regsamkeit unseres Geistes eine fortdauernd zurückgeschobene Langeweile«. Hämische Stimmen fügen vielleicht hinzu: Den aufrechten Gang lernt mancher sein Lebtag nicht.

Wären wir vielleicht doch besser auf den Bäumen geblieben?

120.000 Kilometer, hat mal jemand ausgerechnet, legt ein Mensch von der Wiege bis ans Grab gehend zurück. Diese Zahl muss aus einer Zeit stammen, als Fernseher, Computer und Auto noch nicht erfunden waren. Um diese Laufleistung zu erreichen, müsste man vom ersten bis zum letzten Atemzug jeden Tag vier bis fünf Kilometer zu Fuß zurücklegen.

Gehen, selbst gemütliches Promenieren, ja auch Schlendern und Schlurfen, da haben die Arbeitsschutzexperten recht, ist ein komplexer Bewegungslauf, an dem nahezu der gesamte Körper beteiligt ist. Arme und Schultern beim Ausgleichsschwung, Bauch und Rückenmuskeln beim Halten der Balance, der präzise balancierte Kopf. Schritt für Schritt eine koordinative Höchstleistung, schon rein mechanisch betrachtet. Sein hervorragendes Kühlsystem und ausdauernde Beinmuskeln ermöglichen dem Menschen zudem, große Entfernungen zurückzulegen. Wir sind zum Laufen gemacht. Jene Primaten, die zum Sitzen geboren werden, kennzeichnet die Natur mit Schwielen am Hinterteil.

Bruder Dackel

Es existieren mehrere Theorien, warum die Affen von den Bäumen herunterkamen. Die wahrscheinlichste sagt, dass unsere Vorfahren im afrikanischen Dschungel auf eine Trockenperiode reagierten. Die Wälder lichteten sich, sie mussten Nahrung am Boden suchen, dort richteten sie sich allmählich auf, vermutlich über Abertausende Generationen hinweg. Der aufrechte Gang bot viele Vorteile: bessere Übersicht im Gelände, die Hände waren frei, irgendwann konnten damit Jagdwerkzeuge hergestellt werden. Allmählich wurde das Gehirn größer, dies war nur möglich, weil der aufrecht durch die Savanne laufende Vormensch mehr Nahrung, besonders mehr Proteine, erjagte. Die größere, vertikale Form des Brustkorbs schaffte Platz, besonders in Hals und Mund, für mehr und präziser steuerbare Muskeln, sodass wir am Ende auch noch sprechen lernten.

Die ältesten Fußspuren eines aufrecht gehenden Australopithecus wurden in Laetoli in Tansania gefunden. Sie sind mehr als 3,5 Millionen Jahre alt. Wenn es sich tatsächlich um einen Irrtum der Natur handelt, wäre es zu spät für eine Reklamation.

Der aufrechte Gang stand am Beginn der Menschwerdung. Wohl auch deshalb wurde er zu einem besonderen Symbol unserer Selbstdeutung. Lange Zeit erhob sich der Mensch über alles, was am Boden kroch und krabbelte. In der Antike galt die Aufrichtung als Hinwendung zu den Göttern im Himmel. Die Bibel stellt den Menschen im Paradies die Schlange gegenüber, die das Animalisch-Böse verkörpert. Bis in die Gegenwart drückt die Redewendung vom aufrechten Gang eine Geisteshaltung aus: Leben in Freiheit und Würde, »ohne Ausbeutung und Herrn« – für den Philosophen Ernst Bloch war das noch eine unerreichte Utopie, als er die DDR nach 13 Jahren beim Mauerbau verließ. Die 68er nahmen seine Gedanken auf. In der DDR entwickelten sie erst drei Jahrzehnte später eine solche Kraft, dass die Mauer fiel.

Aufrechter Gang ist eine Metapher dafür, dass ein Mensch sich frei und selbstbestimmt sein Urteil bildet und danach handelt. Die wenigsten ertragen es ohne Schaden für ihre Gesundheit, sich durchs Leben zu duckmäusern. Geistige Haltungen setzen sich fest als gewohnheitsmäßige körperliche Fehlhaltungen. Ein schleichender Prozess, deshalb dauert es länger, ehe man ihn bemerkt. Oft erst, wenn jener Teil des Körpers Alarm schlägt, der auch physikalisch den meisten Druck abbekommt.

Die unteren Wirbel sind besonderen Strapazen ausgesetzt. Schon bei entspanntem Stehen pressen 100 Kilogramm auf die Bandscheiben. Sobald wir uns vorbeugen, multipliziert sich der Druck. Zehn Kilo, in vorgebeugter Haltung angehoben, bedeuten einen Druck von 400 Kilogramm auf die Lendenwirbel. Ehrfurchtgebietende Werte, wenn man nicht wüsste, dass die unteren Bandscheiben einer Last von mehr als einer Tonne standhalten könnten. Jedenfalls theoretisch.

Bandscheibenvorfälle ereilen auch vierbeinige Wesen. Hunde gelten als besonders anfällig. In minder schweren Fällen zögert der Hund vor Bordsteinkanten oder Treppenstufen. Fortgeschrittene Stadien bis hin zur sogenannten »Dackellähmung« sind auch von kräftigeren Rassen wie Bulldogge oder Golden Retriever bekannt. Tierärzte raten, ähnlich wie beim Menschen, nur in schweren Fällen zur Operation. Auch Hunde werden mittlerweile homöopathisch behandelt und akupunktiert. Physiotherapie bekommen sie selbstverständlich auch.

Inneres und äußeres Tennis

Menschliche Kinder durchlaufen die Entwicklung vom Vier- zum Zweibeiner innerhalb der ersten drei Lebensjahre. Aufstehen, hinfallen, aufstehen, hinfallen. Ein hartes Training. So lang, bis es klappt, bis Wahrnehmung, Koordination, Balance und Muskeleinsatz endlich dazu führen, dass der kleine Körper in der Vertikalen bleibt. Die Programme für diese Bewegungsabläufe werden so früh im Leben geschrieben, dass wir uns später über sie keine Gedanken mehr machen. Manche der beteiligten Muskeln können wir nicht einmal mehr willkürlich ansteuern.

»Die meisten Kinder lernen glücklicherweise zu gehen, bevor ihnen ihre Eltern sagen können, wie man das macht«, schreibt der amerikanische Autor Timothy Gallwey. »Die Kinder lernen dabei nicht nur sehr gut, wie man geht, sondern fassen auch Vertrauen zu dem natürlichen Lernprozess, der in ihnen angelegt ist.« Kluge Eltern, so Gallwey, mischen sich dabei kaum ein. Ihm geht es nicht nur um die körperliche Seite, sondern um das Bewusstsein, das wir dabei entwickeln: Vertrauen in unsere ureigensten Fähigkeiten und das starke Selbstbewusstsein, das daraus erwächst. Die Entfaltung von Potenzialen, die sich über Jahrmillionen der Evolution im Menschen angesammelt haben, wird nicht von Fragen behindert wie: »Sehe ich dabei unbeholfen aus?«

Timothy Gallwey ist bekannt für sein Buch »Tennis – Das Innere Spiel«, das mir Frank Kwami eines Tages in die Hand drückte. Er sagte, es sei unverzichtbar für jeden, der sich etwas ernsthafter mit Tennis oder ähnlichen Ballspielen beschäftigt. Gallwey stellt darin die grundlegende Frage: Was geschieht im Kopf eines Spielers, wenn er den Ball schlägt? Warum trifft er manchmal und manchmal nicht, obwohl er ohne Weiteres in der Lage dazu wäre?

Er beobachtete, dass viele seiner Schüler auf dem Platz scheinbar Selbstgespräche führten, besonders, wenn sie nicht zufrieden mit ihrer Leistung waren.

»Zieh die Rückhand richtig durch!« – »Behalt den Ball im Auge.«

Wer sprach da? Und sagte wem was? Die meisten Spieler antworten: »Ich rede mit mir selbst.« Diese Aussage führte Gallwey zu einer Entdeckung: Offenbar sind das »Ich« und das »Selbst« zwei verschiedene Instanzen. Ohne lange die Geschichte der Psychologie zu bemühen, nannte er sie der Einfachheit halber »Selbst 1« und »Selbst 2«.

Nr. 1 ist der Kommentator, Nr. 2 der Macher. Wie, fragte Gallwey weiter, müssen wir uns die Beziehung zwischen beiden vorstellen, wenn wir fortlaufend Kommentare hören wie: »Oh Mann, dein Aufschlag schon wieder!« Oder: »Reiß dich endlich zusammen!« Wie musste Selbst 2 sich dabei fühlen?

Selbst 2 ist in Gallweys Theorie unser natürliches, intuitives Wissen, das sich aus Erfahrung speist. Es weiß nicht nur, welche Bewegungsabläufe gut und richtig sind, sondern auch, was allgemein gut für uns ist. Selbst 1 scheint hauptsächlich damit beschäftigt zu sein, zu nörgeln und Selbst 2 herabzuwürdigen, weil es seinen Anforderungen nicht genügt. Das stört nicht nur die Harmonie dieser Beziehung, sondern auch die Konzentration und am Ende verschlägt der Spieler den Ball.

Die besten Athleten sagten, im Moment ihrer Höchstleistungen hätten sie »an überhaupt nichts« gedacht, sie waren einfach ruhig und fokussiert. Deshalb war es Gallweys Ziel als Trainer, seine Schüler in einen Zustand entspannter, wacher Aufmerksamkeit zu versetzen. Er kam zu dem Schluss, dass sie zuerst das Störfeuer der Beurteilungen, Versagensängste und Minderwertigkeitsgefühle unterbinden sollten:

Die erste zu erlernende Fertigkeit sei es, die Neigung abzulegen, uns selbst und unser Tun entweder als gut oder schlecht zu bewerten.

Selbsteinschätzungen werden meist zu sich erfüllenden Prophezeiungen. Sie verfestigen sich zu Erwartungen, Überzeugungen, Haltungen. Das gilt auf dem Tennisplatz wie auch sonst im Leben, wo auch immer wir etwas Zufriedenstellendes erreichen möchten. Ein Instrument spielen, ein Buch schreiben oder ein gutes Steak braten.

Beurteilung zu unterlassen, bedeutet nicht, Fehler zu ignorieren. Schlage ich die Hälfte der Aufschläge ins Netz, landen sie erwiesenermaßen im Netz. Ich kann das zur Kenntnis nehmen und mich nach den Ursachen fragen. Schlägerhaltung? Atemtechnik? Und an ihnen arbeiten. Oder ich beurteile meinen Aufschlag als »schlecht«, versuche vielleicht mit doppelter Energie noch härter aufzuschlagen und bringe mich in eine Spirale aus übermäßigem Bemühen, Verkrampfung und Selbstverurteilung.

Gallwey schreibt weiter: Einen Pflanzensamen kritisieren wir auch nicht als »wurzellos und ohne Stamm«. Auch den Schössling finden wir nicht mickrig. Oder die Knospen nicht prächtig genug. Wir freuen uns über das Wachstum und geben der Pflanze zu jedem Zeitpunkt ihrer Entwicklung, was sie braucht. »Sie enthält immer ihr ganzes Potenzial. Und in jedem Augenblick ist sie vollkommen, so wie sie ist.«

Das ist der Unterschied zwischen Beobachten und Beurteilen. Sport ist ein gutes Übungsfeld dafür, weil unser Leben nicht daran hängt und wir mit einem gewissen Grad an Absichtslosigkeit und Spieltrieb etwas über uns selbst lernen können. Wie gehen wir mit Veränderung und Instabilität um? Fehler sind Teil unseres Entwicklungsprozesses. Schmerzen auch.

Sich anzustrengen, ist für Gallwey »eine zweifelhafte Tugend«. Sowohl für den Trainer als auch für den Schüler. Er machte die Beobachtung, dass Menschen, deren Bälle fehlerfrei im Feld landeten, unsicher und zögerlich spielten, sobald er als Trainer auch nur die leiseste Einschätzung geäußert hatte. Selbst, wenn er etwas lobte, wurden die Leute unsicher, weil sie das Gegenteil, also den Fehler vermeiden wollten und so die Bewertungsautomatik in Gang kam.

Den nächsten Schritt seiner Theorie und seiner Entwicklung als Trainer erlebte er mit einem Schüler, der endlich seine Rückhand in den Griff bekommen wollte. Er war ein hochrangiger Manager. Fünf Trainer hatten ihm schon den Grund genannt, warum er die Rückhand immerzu verriss. Gallwey bat den Mann, ihm den Schwung seiner Rückhand vorzuführen. Die fünf Trainer hatten recht. Dann bat er ihn vor eine Fensterscheibe des Clubhauses und forderte ihn erneut auf, den Schwung zu zeigen. Der Mann konnte sein Spiegelbild in der Scheibe sehen.

Ich ziehe ja immer die Schulter so komisch hoch, sagte er. Der Trainer sagte nichts, sondern bat den Schüler einfach nur, es noch ein paar Mal zu versuchen. Der Mann hatte seine Rückhand zuvor einfach nicht im Spiegel gesehen und kein Bild von seiner eigenen Bewegung. Der Fehler war schnell korrigiert.

Der Schüler wunderte sich: Sie haben gar nichts gesagt. Der Lehrer war ebenfalls verblüfft. Beide hatten einen Prozess natürlichen Lernens erlebt. Die fünf Trainer zuvor wollten ihr Geld wert sein. Sie kommentierten jeden Ball und gaben unablässig Anweisungen. Er aber hatte seinen Schüler einfach zu den Fähigkeiten geführt, die er schon in sich trug.

Gallwey nähert sich, ohne sie zu benennen, intuitiv den Grundgedanken des Daoismus. Jedes Ding und Wesen verwirklicht ohne äußeres Zutun seinen »Dao«, seinen »Weg«. Es erscheint nicht nötig, einzugreifen. Es erscheint sogar sinnlos, Energie dafür aufzuwenden. Ein klarer, nicht selbstbezogener Blick ermöglicht auch, über die eigenen Projektionen und Wünsche hinauszuschauen. Durch »Nicht-Erzwingen« und »Geschehen-Lassen« erreicht der Mensch einen Zustand der inneren Stille, der zur richtigen Zeit die richtige Handlung ohne Anstrengung hervortreten lässt.

Wu Wei, so der Name dieses Prinzips, bedeutet nicht, dass man nichts tut, sondern dass die Handlungen spontan in Einklang mit dem Dao entstehen und so das Notwendige getan wird, nicht in Übereifer, sondern leicht und mühelos. Ein Zustand, der als leer, weich und wach beschrieben wird, eine Art kreativer Passivität, die jedoch im richtigen Augenblick spontan in Aktion tritt.

Gallwey erzählt als Beispiel die Geschichte der drei Männer im Auto: Sie sind am frühen Morgen in der Stadt unterwegs. Der rechts sitzende Mann ist ein positiv Denkender, er findet sich großartig und hält sich außerdem für einen Playboy. Der mittlere ist ein negativer Denker, der unablässig analysiert, was an ihm und der Welt nicht stimmt. Der Dritte verzichtet auf bewertendes Denken.

Das Auto hält an einer Ampel. Eine junge, attraktive Frau überquert die Straße und zieht die Aufmerksamkeit der drei Männer auf sich. Sie ist unbekleidet.

Der Playboy denkt darüber nach, der Frau in anderer Umgebung zu begegnen. Seine Gedanken kreisen um gehabte und zukünftige Freuden.

Der Mittlere empört sich über den Verfall der Sitten. Jetzt laufen sie schon nackt auf der Straße herum! Man müsste etwas dagegen tun!

Der Fahrer schließlich beobachtet die Frau genau. Er fühlt sich weder angezogen noch abgestoßen. Deshalb bemerkt er auch das entscheidende Detail: Ihre Augen sind geschlossen. Sie schlafwandelt. Er steigt aus, legt ihr seine Jacke über die Schultern und bringt sie nach Hause.

Auf dem Tennisplatz und auch sonst bei nahezu jeder menschlichen Tätigkeit sind stets zwei Spiele in Gang, das innere und das äußere. Das innere Spiel spielt man gegen sich selbst, gegen die eigenen Ängste und Erwartungen. Um das äußere Spiel zu gewinnen, muss man zunächst das innere gewinnen, sich von Bewertungen, den eigenen und denen anderer unabhängig machen.

Denken macht frei

Innere Unabhängigkeit, Gemütsruhe, selbstbestimmtes Leben. Zustände, die Philosophen aller Kulturen und Epochen anstrebten. Einige der in diesem Zusammenhang am häufigsten zitierten Gedankengebäude sind in unsicheren Zeiten entstanden.

Etwa die Philosophie der Stoa: Sie hat ihren Ursprung im zerfallenden Reich Alexanders des Großen. Der Bürger war zum Untertan geworden, ständig herrschte Krieg.

Epiktet, einer der späten und bis heute populären Stoiker, kam als phrygischer Sklave nach Rom, ehe er zum Denker wurde, bei der Philosophenvertreibung des Kaisers Domitian wanderte er ins heutige Griechenland aus. Epiktet unterteilte die Welt in »Dinge, die in unserer Gewalt liegen«, und solche, die es nicht tun. Den Unterschied zwischen beidem zu kennen, gilt bis heute zumindest als Ausweis von Klugheit, wenn nicht gar als Schlüssel zur Gemütsruhe. Wenn man sich mit Epiktet wappnet, kann McKinsey ruhig kommen.

Die Yogasutras wurden nach Jahrhunderten des Vergessens wieder populär, als das Selbstbewusstsein der Hindus gegen die britische Kolonialmacht erwachte. Patanjali, der mutmaßliche Autor, hat sie vermutlich niedergeschrieben zu einer Zeit, als der indische Subkontinent in Kleinstaaterei zerfallen war. Der chinesische Weise Lao-Tse, wenn er denn gelebt hat, verfasste das »Daodejing« angeblich irgendwann in der »Zeit der Streitenden Reiche«, einer Periode von 250 Jahren Krieg.

Ist es Zufall, dass diese Texte heute wieder zu uns sprechen?

Das Gefühl von Instabilität ist auch im 21. Jahrhundert die vorherrschende Zeitströmung. Wir erleben einen entfesselten Ökonomismus, der alle Lebensbereiche durchdringt. Wie viel Zeit und Aufmerksamkeit Menschen bekommen, wird auch im wohlhabenden Teil der Welt immer mehr bemessen an ihrem Markt- oder Nutzwert. Selbst beim Arzt. Bisweilen mag es scheinen, als habe sich unser hehres Ideal von Freiheit reduziert auf die Frage: Kaufen oder nicht kaufen?

Eine weitere Denkschule im antiken Griechenland war die von Epikur. Er definierte den Menschen durch sein Streben nach Glück. Dadurch wurde er zu einem der meistgeschmähten Philosophen der Antike. Bis heute gilt das Wort »Hedonismus« als Diffamierung. »Streben nach Glück« um seiner selbst willen scheint immer noch dubios. Die Legendenbildung nahm derartige Formen an, dass von »epikuräischen Schweinen« die Rede war. Epiktet nannte ihn, drei Jahrhunderte später, einen »Wüstling«. Doch die Ausschweifungen, die man Epikur und seinen Schülern andichtete, gehören wohl zum Privatfernsehen der Geistesgeschichte.

Glück und Lust bestanden für Epikur in der Gemütsruhe. Um sie zu erreichen, müsse man seine Leidenschaften und den inneren »Wirbelsturm« zum Schweigen bringen, sagte er. Unerschütterlichkeit des Geistes war für ihn erreichbar durch Vernunft. »Man kann nicht lustvoll leben, ohne zugleich vernünftig zu leben.« Und umgekehrt: nicht vernünftig leben ohne Lust. Epikur meinte damit nicht unbedingt die körperlichen Freuden. Sein Begriff von »Lust« richtete sich auf die Entzückungen des Geistes, Lust waren ihm das klare Denken und Selbstgenügsamkeit in der Freiheit von äußeren Zwängen.

Daher sein Rat: »Lebe im Verborgenen!« Er gründete seine Philosophenschule in einem Garten, nahm dort zur allgemeinen Empörung auch Ehepaare, Sklaven, ja sogar Hetären auf. Die Freundschaft erschien ihm als gedeihlichste Art der menschlichen Beziehung: »Von allem, was die Weisheit für die Glückseligkeit des ganzen Lebens bereitstellt, ist der Gewinn der Freundschaft das bei Weitem Wichtigste.«

Darin treffen sich die Stoiker und Epikuräer: beim Rückzug aus dem Weltgetriebe. Macht, Reichtum, Status waren ihnen gleichgültig.

Möglichst genügsam zu leben, erscheint nach heutigen Maßstäben etwas romantisch, zumal es nicht bloß um Waren geht. Es geht um Selbstbestimmung über mein Leben. Wie kann ich mir die andauernden Zudringlichkeiten und Übergriffe, die Vereinnahmungen und Suggestionen vom Leib halten, wie von Fremd- auf Selbststeuerung umschalten?

Das unentbehrlichste Überlebensmittel für den modernen Menschen scheint zunächst die Fähigkeit, inmitten rascher und beunruhigender Veränderungen ruhig zu bleiben. Wie erlange ich innere Unabhängigkeit angesichts der täglichen Überflutung und Überforderung? Der aufrechte Gang als Haltung wurde von vielen Denkern erforscht, Ideologien wurden entworfen, die allen Menschen Glück verhießen, mit den bekannten Ergebnissen. Mittlerweile spricht man ideologiefrei von »psychologischen Grundbedürfnissen« des Menschen: Selbstbestimmung, Anerkennung, die Möglichkeit zu wachsen und sich weiterzuentwickeln, soziales Eingebundensein.

Dementgegen stehen die Erfahrungen von Versagen, Ohnmacht, Wertlosigkeit. Gefühle, die man in der organisierten Lieblosigkeit des Arbeitslebens nahezu jeden Tag vermittelt bekommt. 2011 war wieder mal ein Rekordjahr der Depressionen und Angststörungen. Das mag zu einem Teil daran liegen, dass man darüber offener sprechen kann als früher. Es könnte auch daran liegen, dass der Schutz psychischer Integrität in der Arbeitswelt kaum eine Rolle spielt. Wenn solche Statistiken veröffentlicht werden, werden reflexartig Forderungen nach gesetzlichen Regelungen laut und die Politik verspricht in ritualisierter Form, zu handeln.

Wenn man die Chefs so mancher Betriebe wie im »Tatort« mit einem Messer im Rücken vorfinden würde, fänden sich an ihnen die Fingerabdrücke aller Mitarbeiter. Bislang darf jeder, der eine bestimmte Stufe der Hierarchie erklommen hat und Personalverantwortung übernimmt, weiterhin ein emotionaler Analphabet sein. Qualifikationen in dieser Richtung werden nirgendwo verlangt. Wie soll in einen Gesetzestext gepresst werden, was eine Sache von Lebenserfahrung, von Respekt, Herzensbildung und Zugewandtheit ist?

Eine Frage der Haltung

»Intrinsische Motivation« ist jener Antrieb, der uns Dinge aus uns selbst heraus tun lässt. In dieser »Motivation von innen« liegt eine ungeheure Kraftquelle, sagen Psychologen, Trainer, Sportler, Künstler, Musiker, Schriftsteller gleichermaßen. Dafür braucht es keinen besonders angesehenen oder glamourösen Job. Die Quelle muss noch nicht einmal mit meinem Beruf zu tun haben. Wenn ich herausfinde, was mir Freude bereitet, tue ich den ersten Schritt, die Frage zu beantworten: Was will ich? Mehr noch: Was will ich wirklich?

Bei der Motivation von außen, der extrinsischen Motivation, geht es meist darum, bestimmte Leistungen zu erbringen, um damit verbundene Belohnungen zu erhalten oder Nachteile zu vermeiden.

Wenn wir »Ich will« sagen, bedeutet es daher oft: »Ich will nicht«. Viele Menschen »wollen« arbeiten, weil sie nicht verhungern wollen. Oder die Motivation betritt in Gestalt eines Vorgesetzten den Raum: »Erledigen Sie das sofort, sonst …«

Aus dieser Konstruktion entsteht das Grundgefühl, man friste seine Lebenszeit damit, ungewollten Verpflichtungen nachzukommen. Beladen. Überlastet. Angstgesteuert. Wir beugen und verbiegen uns.

Geistige Haltungen manifestieren sich als habituelle Fehlhaltungen. »Wir handeln dem Bild nach, das wir uns von uns machen«, schreibt Moshé Feldenkrais in seinem Buch »Bewusstheit durch Bewegung – Der aufrechte Gang«. Man isst, geht, spricht, liebt, so wie man sich selbst empfindet. Unser Ich-Bild ist zu einem Teil genetisch programmiert, zu einem weiteren Teil anerzogen und zu einem dritten und wesentlichen Teil »kommt es durch Selbsterziehung zustande«.

Kaum jemand bestreitet, dass die menschliche Wirbelsäule geschaffen ist für den aufrechten Gang. Das Problem besteht eher darin, dass sie zu wenig davon bekommt. Und es betrifft nicht allein die körperliche Seite.

Haltung ist eine Frage der Haltung. Auch unsere Seele ist für den freien und aufrechten Gang gemacht. Mit Sport allein ist es nicht getan. Es braucht auch die Bereitschaft, die geistigen Turnschuhe anzuziehen, die Dinge auf den Kopf zu stellen und andersherum zu sehen. Was will ich wirklich?

Als ich nach sieben Monaten Abwesenheit in die Redaktion zurückkehrte, kam sie mir vor wie ein Irrenhaus. Ich sah hypernervöse, ängstliche, blasse, gehetzte Menschen, beherrscht von diversen nervösen Ticks. Für die Kollegen war es ein Tag wie jeder andere.

Elf Minuten. Wiederum eine willkürliche Zahl. Sie wurde ermittelt, als Arbeitsforscher bei einem amerikanischen Software-Unternehmen maßen, wie lange ein Angestellter Zeit hat, sich auf eine Sache zu konzentrieren, ehe er von einem Außenreiz gestört wird. E-Mails, hereinstürzende Kollegen. Klingelndes Telefon. Manche Menschen mögen das. Mich hatte es schon immer geradezu körperlich angestrengt.

Besonders jene Menschen, die wie Kleinkinder sofortige Aufmerksamkeit verlangten, egal aus was sie einen gerade herausrissen. Diese Kultur der Ungeduld beschränkte sich seinerzeit noch vorwiegend auf Medienbetriebe. Heute ist daraus längst der atemlose digitale Alltag geworden.

Als ich wieder vor dem Hamsterrad stand, fragte ich mich, kann ich, muss ich da wieder rein? Mir wurde klar: Ich kann nicht »die Gesellschaft«, eine Weltverschwörung, den Staat oder den Chef dafür verantwortlich machen.

Wer ist es, der anderen erlaubt, mich zu be- und entwerten? Mich anzutreiben oder zu missbilligen? Gibt es noch einen freien Willen hinter dem ständigen »Ich muss« oder bin ich bereits so fremdgesteuert, dass ich ihn vergessen habe? Was sind meine wirklichen Bedürfnisse?

Wir selbst sind es, die uns Grenzen setzen. Das macht es umso schwerer, sie zu überschreiten. Wirkliche Veränderungen brauchen Zeit. Wir sind eingebunden in ein Geflecht aus Gewohnheiten und Verpflichtungen, das zu entwirren zeitweise den Stresspegel noch erhöhen kann. Vor allem: Wir müssen von selbst darauf kommen.

Es gibt ein amerikanisches Modewort dafür, dass wir tendenziell Dinge und Ideen eher ablehnen, wenn sie von anderen stammen: NIH-Syndrom. Es steht für »Not invented here«. Dinge, die von außen kommen, werden in Gemeinschaften, Unternehmen oder auch Nationen eher skeptisch betrachtet. Einen Gedanken, der nicht in uns selbst gereift ist, betrachten wir schnell als Zwang. Rückenschmerzgeplagte können sich oft vor Ratschlägen und Rezepten kaum retten. Daraus entsteht leicht die nächste Überforderung. Und es heißt weiter: »Ich muss« statt »Ich will«.

»Der Mensch wird frei geboren, und überall liegt er in Ketten«, schrieb Rousseau. Die Ketten schmieden wir selbst. Es steht uns frei, sie zu sprengen.

Inneres und äußeres Kung-Fu

Buddhisten würden das Wort »Sprengen« nicht verwenden. Sie lösen Ketten auf oder transformieren sie. Es gibt kein ausschließendes oder abschließendes Entweder-Oder. Wie beim Schwimmen ist es einfacher, mit dem Strom zu fließen und seine Kraft zu nutzen, als gegen die Strömung zu kämpfen. In der Bewegungslehre des Qigong kämpft man nicht gegen Blockaden, man löst sie auf.

In der Mitte liegt die Quelle wirklicher Kraft, das bemerkte schon Bruce Lee. Er meinte damit zunächst seine Bauchmuskeln. Bruce Lee ist eine Legende der Popkultur, seine Filmkarriere begann etwa zur gleichen Zeit wie die von Bud Spencer. Lee ist es zu verdanken, dass Kung-Fu in der westlichen Welt bis heute mit krachenden Knochen und erheblichem Sachschaden in Verbindung gebracht wird.

Nicht ganz so groß, aber immer noch groß genug war David Carradine in »Kung-Fu«, einer Fernsehserie, die ich als Kind gern sah. Die TV-Serie hatte noch weniger mit dem realen Mönchsorden zu tun als jene Truppen, die als Shaolin-Kämpfer mit akrobatischen Shows auf Tournee gehen. Sie praktizieren Wu Shu, die kriegerische Form des Kung-Fu. So wie auch Carradine, den es als Shaolin-Mönch in den Wilden Westen verschlagen hatte, wo er den weißen Mann mit bloßen Händen zu Tofu verarbeitete.

Jetzt stehe ich in einem nüchternen Achtzigerjahre-Betonbau in Berlin. Es ist der offizielle deutsche Tempel der Shaolin. Hier gibt es keine Todeskralle und keinen Fernseher. Es duftet auch nicht wie in einem asiatischen Fünf-Sterne-Wellness-Hotel. Es gibt Blechspinde im Untergeschoss.

Und es gibt Großmeister Shi Yong Dao, etwa so alt wie ich, geboren in Dengfeng, Provinz Henan, China, unweit des Berges Song, wo das Shaolin-Kloster seinen Stammsitz hat. Hinter ihm auf dem Altar: eine Statue von Lao-Tse, zu deren Füßen eine kleine Quarzuhr steht.

Shi Yong Dao trägt ein weißes Gewand, sagt nichts, verneigt sich. In den Augen freundliche, wache Aufmerksamkeit. Entspräche er irgendeinem Klischee, könnte er jetzt unergründlich lächeln. Nein, er verneigt sich einfach nur. Ein Stockwerk über uns rumsen die Schritte einer Kung-Fu-Klasse aufs Parkett.

Los geht's. Der Meister macht vor, die Schüler machen nach. Erklärt wird nicht. Zu viel Anleitung und Reden erzeugt schon den Stress der Bewertung, finden die Shaolin-Mönche. Ihr Qigong ist nonverbal. Es ist »das innere Kung-Fu«.

Die äußere Kampfkunst stärkt Muskeln, Sehnen, Knochen. Die innere wirkt auf »unsichtbare Ebenen«, heißt es in dem Buch, das der Abt des Tempels, Shi Yong Chuan, veröffentlicht hat. Qigong ist im Gegensatz zu den meisten westlichen Trainingsansätzen weniger anstrengend. Das Üben von Qigong und Kung-Fu soll zu einer Geisteshaltung führen: Geduld, Beharrlichkeit, entspannte Aufmerksamkeit, starker Wille. Nicht ein äußerer Gegner wird überwunden, der Übende überwindet sich selbst und soll durch Versenkung und Meditation das eigene innere Buddha-Wesen erkennen.

Es ist Montagmorgen, die beste Zeit dafür.

Wir stehen aufrecht.

Die vorbereitenden Übungen werden Ba-jins genannt. Vorwiegend Dehnungen, die im Bereich der Rippen ansetzen und mehr Platz für den Atem schaffen sollen: Arme gefaltet über den Kopf strecken, Handflächen zur Stirn ziehen und beim Ausatmen nach oben wegdrücken. Dann das Gleiche noch mal, mit Seitbeuge nach rechts und links. Dann die Arme weit hinter die Ohren. Alles weich und sanft, ohne Kraft. So lockern wir nach und nach Schultern und Hüften.

Der Legende nach wurden die Übungen entwickelt, weil die Mönche beim Meditieren schon vor 1.500 Jahren zu viel saßen. Sitzen führt, abgesehen von den Auswirkungen auf das Skelett, zu diversen Verkürzungen und Energieblockaden. Sitzen war, im Gegensatz zum Gehen, schon immer eine Geißel der Menschheit.

Eine Weile denke ich noch daran, welche Muskeln gerade angesprochen werden. Gute Übungsfolge zum Wachwerden, sagt mein analytischer Verstand. Dann verneigt auch er sich und geht auf Stand-by. Die Energie fließt dahin, wohin die Aufmerksamkeit sich richtet.

Es folgen Variationen der zwölf Yi-jin-jing-Übungen. Sie tragen poetische Namen wie »Einen Stern pflücken und gegen den großen Bären tauschen«. Oder: »Neun Rinder am Schwanz zurückziehen«. Aber das wissen wir nicht. Der Meister nennt keine Namen. Alles, was ich wissen muss, ist: Es ist mein Körper, nur ich weiß, wie er sich anfühlt. Ich versuche, Weite und Leichtigkeit zu schaffen, mich zu öffnen.

Wir legen die Schuhe ab. Schneidersitz. Wir beklopfen unsere Fußsohlen mit den Fäusten, dann den Hinterkopf. Schließlich lockern wir die Kiefer, die Lippen, knallen die Zähne aufeinander.

Dann meditieren wir. Jeder auf seine Art.

Es gibt das Gleichnis mit der Blume. Ein Buddha zeigt seinen Schülern eine Blume. Nur einer lächelt. Er hat die Geste als zentralen Punkt der Lehre verstanden: Weisheit kann ohne Wort und Schrift, »von einem Geist zum anderen« weitergegeben werden.

Qigong (ausgesprochen: Ch'i Kung) wird übersetzt mit »Lebensenergie üben«. Qi oder Ch'i ist die Lebensenergie, vergleichbar dem Prana im Yoga, dem Ursprung der Übungen wie auch der Philosophie.

Qigong gehört zu den »Inneren Kampfkünsten«, ebenso wie Tai Chi (Taijiquan), dessen »Formen« des Schattenboxens aus den Übungen des Qigong stammen. Die Inneren Künste basieren auf der Idee, dass Hartes durch Weiches besiegt werden kann, weil es diesem keinen direkten Widerstand entgegensetzt.

Bei einem Meister der inneren Künste sollen das Qi und seine Ruhe so deutlich sichtbar werden, dass er seine Kampfkunst nicht anwenden muss, da niemand mit ihm kämpfen will. Auf dem Stundenplan des Tempels steht: »Wer andere kennt, ist klug. Wer sich selber kennt, ist weise. Wer andere besiegt, hat Kraft. Wer sich selber besiegt, ist unbesiegbar.«

Der Orden der Shaolin hat den Chan-Buddhismus begründet, der später nach Japan gelangte und als »Zen« eine eigene Entwicklung nahm. Leitprinzip des Chan-Buddhismus ist es, »das Herz zu reinigen, um die wahre Natur zu erkennen«. Äußere Bewegung dient dazu, innere Ruhe zu finden. Qigong ist nicht bloß ein Training, um gesund zu bleiben, sondern ein Weg, »das wahre Selbst« zu erkennen.

Auch für die Shaolin ist der Streit zwischen Ich und Selbst ein zentraler Aspekt der Persönlichkeitsentwicklung. Das Ich ist ein ängstlicher Zweifler und Kritiker, es schwächt uns durch ständige Unzufriedenheit. Das Selbst ist »verbunden mit mühelosem Energiefluss«. Der Weg vom Ich zum Selbst gelingt durch Vertrauen. »Das wahre Selbst braucht nichts, will nichts und wünscht nichts, es ist einfach«, sagt der Abt.

Wir müssen alte Gewohnheiten nicht bekämpfen, sondern sie weiterentwickeln in neue. Ohne Gewalt, ohne Widerstand. Wenn die Vorstellung von richtig und falsch wegfällt, wird der Weg frei für das fortwährende Integrieren neuer Einsichten. Diese Fähigkeit zur Befreiung ist jedem Menschen gegeben.

Die Quarzuhr am Fuß von Lao-Tse zeigt an, dass die Stunde vorbei ist. Mein Körper fühlt sich wach, weich und locker an, gut durchblutet bis in die Zehenspitzen. Ich trete auf die Straße, drehe mich noch einmal um zu diesem merkwürdigen Betonbau. Die Sonne kitzelt meine Nase. Welch ein schöner Tag.

Vom Fließband zum Fluss des Gelingens

Die Nervösen geben das Tempo vor. Aber wir können die Welt nicht langsamer machen, wir können uns nur dazu positionieren. Was Buddhisten und Hindus schon etwas länger wissen, hat heute Eingang in viele mentale Techniken gefunden, auch in eine bekannte psychologische Schule, von der ihr Begründer sagt, ihr Name sei vielleicht nicht optimal gewählt: »Positive Psychologie«. Aber darüber geht er schnell hinweg, ist ja auch nur so ein albernes Ego-Ding.

Mihaly Csíkszentmihalyi, dieser Name ist immer noch ein Stolperstein, auch nach mehr als 40 Jahren, in denen er der einflussreichste Motivationsforscher der Gegenwart wurde. Einfach auszusprechen hingegen ist der Name seiner Theorie: Flow. Zu Deutsch: Fließen. Im Flow-Zustand wachsen Menschen über sich hinaus, sie schaffen große Werke, stellen Weltrekorde auf, sie klettern Berge hinauf oder fahren sie auf Skiern hinunter. Sie retten Leben im OP, sie backen Brot, bauen Möbel oder Autos. Sie tun es professionell oder einfach, weil es ihnen Spaß macht. Allen ist eines gemein: Sie erleben wahres Glück.

Über 8.000 Interviews haben Csíkszentmihalyi und seine Mitarbeiter geführt. Dominikanische Mönche, blinde Nonnen, Komponisten, Maler, Ärzte, Fließbandarbeiter, bis hin zu Gründern internationaler Konzerne.

Unabhängig von Kulturkreis und Bildungsgrad fand er Konstanten, die alle Befragten nannten, wenn es ihnen gelang, ganz in einer Tätigkeit aufzugehen: Sie widmeten sich der Tätigkeit ungestört und empfanden nahezu ein Gefühl der Ekstase. Sie handelten in dem Wissen, dass die Aufgabe zu bewältigen war, sie waren weder unter- noch überfordert. Sie erlebten ein Gefühl der Ruhe, machten sich keine Sorgen über sich selbst, sie hatten den Eindruck, über sich selbst hinauszuwachsen. Die Wahrnehmung der Zeit verschob sich, Stunden schienen wie Minuten. Und: Sie handeln selbstbestimmt, die Tätigkeit erfolgt um ihrer selbst willen, sie trägt ihren Lohn in sich.

Wenn Ihnen das bekannt vorkommt, wenn Sie solche Erlebnisse haben, etwa wenn Sie ein Instrument spielen, einem Freund schreiben, lesen oder im Park joggen, kennen Sie Flow. Beinahe jeder Mensch kennt diesen Zustand. Er kann der Schlüssel zum Glück sein. Flow zeigt uns, was wir können und wirklich wollen.

Csíkszentmihalyi selbst erscheint wie die ideale Verkörperung seiner Theorie. Ein Youtube-Video zeigt ihn, wie er mit beinahe 80 Jahren auf einer Bühne steht, er hat eine Viertelstunde, um seine Forschung darzulegen, über die er Dutzende Bücher geschrieben hat. Das stört ihn ebenso wenig, wie der Beamer, der nicht tut, was er soll. Er unterbricht noch nicht einmal seinen Gedankenfluss. Er hat, nach mehr als einem halben Jahrhundert in den USA, noch immer seinen Akzent. Uneitel, unbeirrbar und zugleich vollkommen gelassen.

Aufgewachsen als Sohn ungarischer Eltern in Fiume, einer Stadt, die damals zu Italien gehörte und heute zu Kroatien, erlebte er in den Kriegswirren, wie es nur wenigen Erwachsenen in seiner Umgebung gelang, den Tragödien des Krieges standzuhalten. Viele brachen in sich zusammen, nachdem sie Ehepartner, Kinder, Heimat oder Beruf verloren hatten. Csikszentmihalyi stieß so als Kind auf die Frage: Was macht ein glückliches Leben aus?

Seine erste Begegnung mit der Psychologie verdankt er einem Zufall. Als Teenager fuhr er zum Skifahren in die Schweiz. Es gab keinen Schnee. Geld, um ins Kino zu gehen, hatte er auch nicht. In der Zeitung las er von einem Vortrag über fliegende Untertassen. Freier Eintritt. Der Redner sprach nicht über kleine grüne Männchen, stattdessen vertrat er interessante Thesen. Er glaubte, in den USA und in Europa sei so viel von fliegenden Untertassen die Rede, weil die Menschen durch den Krieg traumatisiert seien und versuchten, ihrem Weltbild wieder Struktur zu geben, indem sie fliegende Untertassen in den Himmel projizierten. Er verglich sie mit den kreisförmigen Meditationsobjekten, die im Buddhismus Mandalas heißen. Der Mann hieß Carl Gustav Jung.

Die Dinge kommen zu einem, sie nehmen oft einen Verlauf, den wir uns nicht hätten träumen lassen. Csikszentmihalyi studierte nicht bei Jung, er wanderte mit 22 Jahren in die USA aus, er wollte Maler werden. Stattdessen schrieb er eine Dissertation über Kreativität. Er studierte, promovierte und arbeitet bis heute in Chicago. Sein Zugang zur Psychologie basiert nicht auf Theorien, sondern auf Erfahrungen. Seine Leitfragen: Wann sind wir wirklich glücklich? Wie kann man diesen Zustand anderen Menschen vermitteln?

Er stellte fest, dass über Jahrzehnte, in denen sich das amerikanische Durchschnittseinkommen inflationsbereinigt verdoppelt bis verdreifacht hatte, der Anteil an Menschen, die ihr Leben als glücklich bezeichneten, relativ konstant bei etwa 30 Prozent lag. Armut kann unglücklich machen, Wohlstand macht nicht unbedingt glücklich.

Aus eigener Erfahrung kannte Csikszentmihalyi den »schöpferischen Rausch«. Bei seinen Interviews berichteten ihm Menschen aus allen sozialen und kulturellen Sphären, dass sie »sich selbst vergaßen«, wenn sie den Flow-Zustand erreichten. Csikszentmihalyi erklärt dies mit dem beschränkten Arbeitsspeicher unseres Bewusstseins. Etwa 110 Bit pro Sekunde kann es angeblich verarbeiten, ein normales Gespräch benötigt schon mehr als die Hälfte davon. Das erklärt, warum es schwierig ist, mehreren gleichzeitig zu folgen. Wenn wir etwas vollkommen konzentriert tun, hat unser Bewusstsein keine Kapazität, sich anderen Dingen zu widmen. Wir vergessen Ängste, Sorgen, Wetter und Kontostand. Wir fühlen uns »wie von einer Welle getragen«. Sie trägt uns in eine alternative Realität. Das klingt wie eine romantische Übertreibung, aber wenn wir etwas sehr vertieft tun, vergessen wir Hunger und Müdigkeit, sogar unsere Identität verschwindet aus unserem Bewusstsein.

Im Alltag ist unsere Aufmerksamkeit permanenten Störungen ausgesetzt, auch solchen, die wir selbst produzieren. Unseren »Affengeist« nennen das die Buddhisten. Er springt von einem Reiz zum anderen. Jede Information, die unser Bewusstsein erreicht, wird darauf geprüft, wie sie auf uns wirkt. Bedroht sie unsere Ziele? Unterstützt sie uns? Je nachdem, wie wichtig sie ist, wird ein bestimmtes Maß an Aufmerksamkeit mobilisiert, um einer potenziellen Gefahr zu begegnen oder eine Gelegenheit zu ergreifen. Wenn zu viele solcher Ablenkungen zusammenkommen, entsteht ein Zustand innerer Unordnung, oder wie Csikszentmihalyi es nennt, von »psychischer Entropie«: eine »Desorganisation des Selbst, die seine Wirksamkeit beeinträchtigt. Längere Phasen dieser Art können das Selbst schwächen, bis es nicht mehr in der Lage ist, die Aufmerksamkeit zu lenken und Ziele zu verfolgen«.

Dies ist für viele Menschen der Normalzustand. Echte oder vermeintliche Schmerzen, neuer oder alter Groll, unerfüllte Wünsche, Angst vor Krankheit, zwischen solchen Dingen springt der Affengeist herum. Kein angenehmer Zustand. Man versucht ihm zu entkommen, indem man das Bewusstsein mit allen möglichen Informationen füllt. Notfalls, und öfter als jeder zugeben möchte, mit dem Fernseher. Auch die Vielfalt an Lebensgestaltungsmöglichkeiten hat sich zu einer potenziellen Überforderung entwickelt. Der Gedanke, bei einer Entscheidung eventuell günstigere Möglichkeiten zu verpassen, verursacht weiteren Stress bis hin zum Gefühl von Ohnmacht. Bei der überwiegenden Zahl der Bilder, die wir im Alltag wahrnehmen, handelt es sich um direkte oder indirekte Werbung. Was sind heute Rollenvorbilder? Fernsehmenschen? Sportler? Oligarchen? Pornodarsteller?

In seinem Buch »Tao of Jeet Kune Do« schreibt Bruce Lee: »Sei wie Wasser, leere deinen Geist, sei formlos, gestaltlos wie Wasser. Wenn du Wasser in eine Tasse gießt, wird es die Tasse. Wenn du es in eine Flasche gießt, wird es die Flasche.« Damit nennt er eine weitere Grundbedingung für ein Flow-Erlebnis: Autotelie.

Nein, nicht Autoteile, wie die automatische Korrekturhilfe des Computers daraus machen möchte. »Autotelie« bedeutet: Etwas trägt sein Ziel und seinen Zweck in sich selbst. Es ist weder von außen erzwungen, noch mit Streben etwa nach Anerkennung oder Reichtum verbunden. Dinge, die wir um ihrer selbst willen tun, tun wir aus »interesselosem Wohlgefallen«, wie Kant es vielleicht genannt hätte. Wir tun sie aus freier Entscheidung. Und wir wachsen an ihnen. Wenn uns etwas gelingt, liegt die Latte für das Flow-Erlebnis beim nächsten Mal schon etwas höher. Hierin liegt sogar eine leichte Suchtgefahr, die bei Extremsportarten oder Computerspielen bedenklich werden kann. In den meisten Fällen aber begünstigen Flow-Erfahrungen inneres Wachstum, Lern- und Entwicklungsfähigkeit bis ins hohe Alter.

Mittlerweile gibt es sogar eine iPhone-App, mit der man angeblich sein tägliches Flow-Level ermitteln kann. Csikszentmihalyis Wissen kommt allmählich dort an, wo es vielleicht am dringendsten gebraucht wird: in den Entscheidungsebenen der Wirtschaft. Große Unternehmen holen sich Rat an seinem Institut. Besonders erwähnt Csikszentmihalyi die Firma Green Cargo, das staatliche Schwedische Transportunternehmen. Der Verantwortliche für »Human Resources« begann, Flow-Prinzipien in die Unternehmenskultur zu übernehmen. Die Leute redeten endlich miteinander. Das Unternehmen schrieb danach schwarze Zahlen, zum ersten Mal in seiner 125-jährigen Geschichte.

Ab in die Mitte!

Viele der Zahlen, die wir auf den vorliegenden Seiten betrachtet haben, stammen aus Statistiken. Sie sagen viel über wirtschaftliche Interessen und die Wirkungsmacht des Gesundheitssystems. Sie sagen nichts über einzelne Fälle. Der Einzelne will und soll nicht Fall bleiben. Wenn Krankheit im Allgemeinen und Rückenschmerzen im Besonderen eine »soziale Konstruktion« sind, wie Nortin Hadler sagt, wenn die äußeren Bedingungen dazu tendieren, uns zu Patienten zu machen, dann ist im Umkehrschluss unsere Gesundung eine individuelle Konstruktion, so wie Norman Cousins und viele andere es gezeigt haben.

Immer noch werden Körper und Geist als getrennte Einheiten betrachtet. Das erscheint ebenso beschränkt, als wolle man den Einzelnen ohne seine Umwelt verstehen.

So wie wir in der beschleunigten Zeit Medienkompetenz lernen müssen, um zu wissen, wann wir ein- und wieder ausschalten, wann wir online oder besser mal offline sind, so müssen wir auch lernen, dass die Beschleunigung unserer Lebensverhältnisse besondere emotionale Fähigkeiten erfordert. In diesem Informationsstrudel ist es wichtiger als je zuvor, dass wir wissen, wer wir sind. Die Verantwortung für uns selbst können wir nicht mit der Versichertenkarte beim Arzt abgeben. Was kann ich von einem Arzt erwarten? Sein Spielraum ist eingeschränkt. Im besten Fall bilden wir ein Team. Wenn es um die Veränderung von Gewohnheiten und Einstellungen geht, muss ich selbst den Hebel ansetzen.

Mein Bandscheibenvorfall hat mich aus einem falschen Leben herausgeholt. Es war ein notwendiger Lernschritt, der mir meine Grenzen gezeigt hat, physisch wie psychisch. Ich war auf dem besten Weg, in einem durchgetakteten, dauerbeschallten Leben den Kontakt zu mir selbst zu verlieren. Ich hörte meine innere Stimme nicht mehr.

Mein Problem lag nicht bloß am unteren Teil der Wirbelsäule, sondern auch am oberen. Es waren ungünstige Umstände, auf die ich mit ungünstigen Mustern reagierte. Ich war vom Weg abgekommen und musste mein Bild von mir selbst wieder finden, mich selbst neu definieren. Dazu brauchte es eine Auszeit. Mein Körper hat sie erzwungen.

Es gibt nichts Unmittelbareres und Befreienderes als die Erfahrung der Entwicklungsprozesse im eigenen Körper und Geist, nichts Heilsameres als die Nutzung des eigenen Potenzials. Jeder Mensch hat es. Dieses Potenzial zu entdecken, bedeutet: sich selbst zu entdecken. Unser Körper und unser Geist bieten unendliche Möglichkeiten des Lernens und der Verfeinerung. Wir tragen in uns ein Universum, das auf Erforschung wartet.

Wir wissen erst, wer wir sind, wenn wir wissen, was wir können. Gehen wir hin und finden es heraus! Wir müssen nicht länger warten. Keinen Tag. Es ist unser Leben. Wir haben nur das eine. Der Schlüssel liegt in zwei einfachen Worten: Tu es!

»Ab in die Mitte mit dir«, sagte mein Freund damals.

Er hatte recht.

Empfehlungen zum Weiterlesen

Broad, William J.: *The Science Of Yoga. The Risks and the Rewards.* New York: Simon and Schuster 2012

Der Autor rollt seit den Siebzigerjahren selbst seine Matte aus, nähert sich dem Thema aber kritisch-rational. Broad ist Wissenschaftsredakteur der »New York Times«, er fragt nach dem Stand der Forschung und erklärt die durchaus vorhandenen Gefahren beim Yoga.

Cook, Gray: *Der perfekte Athlet. Spitzenleistungen durch Functional Training.* München: Riva 2010

Der Physiotherapeut Gray Cook trainiert Football- und Basketball-Profis in den USA. Dieses umfassende Grundlagenwerk des Functional Training zeigt auch Freizeitsportlern, wie man körperliche Einschränkungen erkennen und beheben kann.

Cousins, Norman: *Der Arzt in uns selbst. Wie Sie Ihre Selbstheilungskräfte aktivieren können.* Darmstadt: Schirner, 2. Aufl. 2008

Norman Cousins erzählt seine spektakuläre Selbstheilung mithilfe einer selbst entwickelten Lachtherapie, er erklärt, warum auch Albert Schweitzer Respekt vor den Medizinmännern im afrikanischen Busch hatte und warum Placebos uns guttun.

Csikszentmihalyi, Mihaly: *Flow. Das Geheimnis des Glücks.* Stuttgart: Klett-Cotta, 15. Aufl. 2010

Ein Klassiker über die Kunst, das Chaos im eigenen Kopf zu beherrschen; als Weg zu Freude, Kreativität und Einssein mit dem Leben. Der Autor gilt als führender Vertreter der »Positiven Psychologie«. Geeignet auch für entnervte Ratgeberleser.

De Botton, Alain: *StatusAngst.* Frankfurt am Main: Fischer-TB 2006

Brillante Analyse einer »zentralen Krankheit« unserer Zeit und dauerhafter Quelle negativer Energie, für den Einzelnen und die Gesellschaft.

Düffel von, John: *Ego.* München: dtv 2003

Satirischer Roman über einen Turbo-Egoisten, dessen Fitness-Wahn darauf zielt, null Millimeter Bauchnabeltiefe zu erreichen. Gegengift für übereifrige Freizeitsportler.

Düffel von, John: *Schwimmen*. München: dtv 2004

Eine Liebeserklärung, mehr noch: die Erklärung eines Wasser-Süchtigen. Für Schwimmer, weil ihnen einer aus den Schwimmhäuten spricht, für Wasserscheue, damit sie Schwimmer besser verstehen.

Egger, Robert; Zwick, Hartmut; Chuan, Shi Yong; Knoll, Sabine: *Mehr Energie durch Shaolin-Qi Gong. Die Übungen der Mönche für Stressabbau und Leistungssteigerung*. Heidelberg: Springer 2006

Authentische, umfassende Darstellung der »Inneren Kampfkunst« und ihrer buddhistischen Tradition.

Gallwey, W. Timothy: *Tennis, das Innere Spiel.* München: Goldmann 2012

Der Klassiker des Tennistrainers Gallwey zeigt, wie man Selbstzweifel, Nervosität, Konzentrationsschwäche überwindet, Körper und Geist in Einklang bringt. Auf dem Tennisplatz und im richtigen Leben.

Hadler, Nortin M.: *Stabbed in the Back. Confronting Back Pain in an Overtreated Society.* University of North Carolina Press 2009

Hadlers Streitschrift gegen die »überbehandelte Gesellschaft« und die von ihr profitierende Rückenindustrie schont weder Ärzte noch Patienten.

Heier, Magnus: *Nocebo: Wer's glaubt, wird krank. Gesund trotz Gentests, Beipackzetteln und Röntgenbildern.* Stuttgart: Hirzel, 3. Aufl. 2012

Der Nocebo ist der weniger bekannte Bruder des Placebo, aber nicht minder wirkungsvoll; nur leider nicht zum Guten. Notwehrlektüre im Medizindschungel.

Müller-Wohlfahrt, Hans-Wilhelm; Schmidtlein, Oliver: *Besser trainieren! So lernen Sie von den Erfolgsstrategien der Profis.* München: Goldmann 2012

Functional Training hat die deutsche Fußballnationalmannschaft bei der WM 2006 auf ein neues Level katapultiert. Im Alltag ist es verblüffend einfach und wirkungsvoll. Müller-Wohlfahrt und Schmidtlein schreiben hier aber nicht für Profis, sondern für alle, die stabil und beschwerdefrei durchs Leben gehen wollen.

Rübesamen, Kristin: *Alle sind erleuchtet. Bekenntnisse einer Yoga-Lehrerin.* Berlin: Berlin Verlag 2012

Die amüsanten wie aufrichtigen »Bekenntnisse einer Yoga-Lehrerin« sind bestens geeignet, den Heiligenschein auszuknipsen, mit dem Yoga immer noch und immer wieder umgeben wird.

Spengler, Tilman: *Wenn Männer sich verheben. Eine Leidensgeschichte in 24 Wirbeln.* Berlin: Berlin Verlag 2003

Diese »Leidensgeschichte in 24 Wirbeln« gewinnt dem Thema heitere und leichte Seiten ab. Ein zuverlässiger Trostspender.